社区卫生服务健康教育系列丛书

家庭护理小手册

主　编　陈雪萍

副主编　俞霁明

主　审　姚蕴伍

参编人员(按姓氏笔画为序)

刘聪华　张天华　陈雪萍　陈雯文

应群利　胡叶文　俞霁明　徐　军

奚琼宵

浙江大學出版社

《社区卫生服务健康教育丛书》编委会

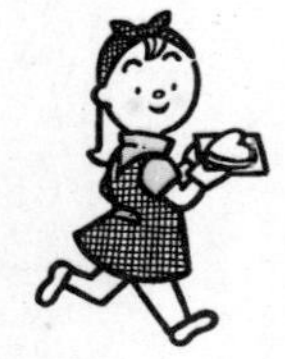

总序

杭州市下城区是我省开展社区卫生服务比较早,取得社会成就比较显著的社区之一。2004 年获得了浙江省社区卫生服务示范区的光荣称号。取得成绩的原因,首先归结于下城区政府对于社区卫生服务的积极领导和务实工作。在创建"全国社区卫生服务示范区"的工作中,下城区政府及有关职能部门又认真对照创建工作的要求,不断加大创建力度,推出社区卫生服务新举措。其中以下城区区委书记为顾问,下城区卫生局和科技局组织编写的《社区卫生服务健康教育系列丛书》的出版,就是面向社区群众,普及社区卫生服务相关医学卫生知识,推进社区卫生服务健康教育的一大举措。

"丛书"共有十个分册,围绕社区卫生服务的六大功能,编写了约 1500 个健康问题,近百万字,既有反映国内疾病医疗和保健方面的新知识,也有基层疾病控制方面的成功经验,内容非常丰富。"丛书"为社区卫生服务人员和广大群众提供了查找医疗卫生保健知识的方便。“丛书”的编写得到地方政府的极大关注和相关职能部门的支持，由有关专家和社区卫生服务第一线的医护卫生人员共同完成编写是其一大特色。全套丛书完稿后又请省内专家作了最后审定。

“丛书”的出版对下城区创建“全国社区卫生服务示范区”，提高社区卫生服务健康教育水平有着非常积极的意义。期待着下城区卫生系统的领导和广大医务卫生工作人员，在区政府的积极领导下，在创建和深化“全国社区卫生服务示范区”的工作中不断总结经验，取得新的、更大的成绩。

李兰娟

2005年6月28日

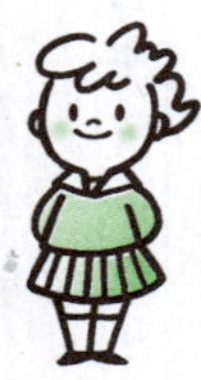

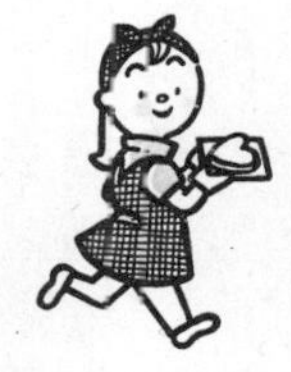

序

在深入开展保持共产党员先进性教育活动中,欣闻《社区卫生服务健康教育系列丛书》一套十册,经过编著者的辛勤劳动,今已正式出版,谨在此表示热烈的祝贺!

党的十六大明确了全面建设小康社会的奋斗目标和提高全民族的思想道德素质、科学文化素质和身体健康素质的要求。杭州市下城区在保持经济快速增长的同时,在建立适应新形势要求的卫生服务体系和医疗保健体系、提高城乡居民的医疗保健水平方面做了一些工作,并得到了中央和省、市领导的肯定与鼓励。2004 年底获得了"浙江省社区卫生服务示范区"的光荣称号。在创建"全国社区卫生服务示范区"的工作中,我们也看到,社区群众的科学文化素质还有待提高,自我保健意识亟须加强,社区卫生服务"六位一体"的功能发挥还不够充分,社区的健康教育和健康促进工作还任重道远。积极深化和完善社区卫生服务是我们为民谋利、为民服务的实事之一。《社区卫生服务健康教育系列丛书》的出版非常及时，将有利于提高人民群众整体的健康水平，并为争创“全国社区卫生服务示范区”添砖加瓦。

2005年6月15日

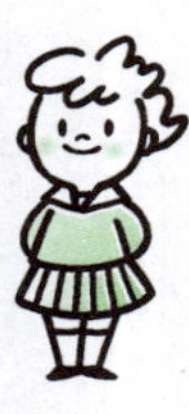

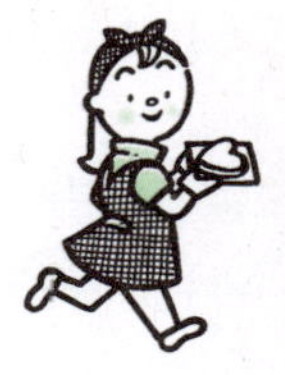

序

人的健康素质的提高与道德素质、文化素质的提高同样重要，维护健康既是经济发展的主要目的，也是促进经济发展的可靠保障。千百年来，人们一直在为促进健康、延年益寿而努力，同危害健康的各种因素作斗争。近年来，更有人提出了“奔小康，要健康”的口号。我们欣喜地看到，在党和政府的领导下，城市社区卫生服务在预防、保健、医疗、康复、计划生育技术指导和健康教育工作等六个方面都有了长足的进步，群众的健康素质正不断提高。

但是，我们也应清醒地看到，人们对健康和疾病的认识还存在一些误区或者盲区，部分居民群众当中还不同程度地存在一些不正确的认识和不健康的行为。这就需要我们加强宣传教育，进一步提高广大群众的健康意识和健康知识水平。健康教育正是达到这一目标的有效方法和手段。健康教育是“通过信息传播和行为干预，帮助群众掌握卫生保健知识，树立健康观念，自愿采纳有利于健康行为和生活方式的教育活动与过程。其目的是消除或减轻影响健康的因素，预防疾病，促进健康和提高生活质量”。健康教育任重而道远。为此，我们组织有关专家和服务于社区卫生第一线的医务人员、健康教育人员和卫生行政管理干部，选择了传染病预防、妇女保健、儿童保健、老年保健、慢性病保健、家庭护理、营养、心理、康复与健身和应急救护等十个专题，以问答形式编写了这套《社区卫生服务健康教育系列丛书》，供社区居民、社区工作者、辖区单位工作人员和外来务工人员了解医学保健知识之用，也可作为社区卫生服务人员健康教育的参考资料。

由于编者的学识水平不一，以及健康教育的经验不足，不当之处在所难免，离群众的需求也会有一定距离，欢迎读者和有关专家批评指正。

杭州市下城区科技局为本书的出版提供了经费资助，谨在此表示感谢。让我们在政府各有关部门和社会各界的重视与支持下，以人为本，为进一步营造社区健康环境、提高居民健康素质而共同努力。

傅家谦

2005年6月

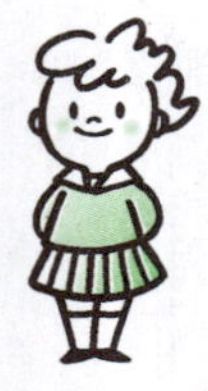

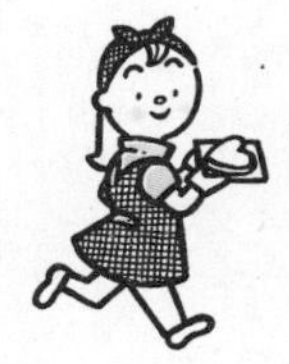

前言

人的一生很难不生病，如果家庭成员懂得一些基本的护理知识,掌握一些基本的护理方法,那么一些小疾可在良好的家庭自我护理下较好地恢复,一些慢性病病人也能在家中得到合理的治疗和恢复。为此,我们编写了这本小手册。

《家庭护理小手册》面向普通读者,是社区卫生服务健康教育系列丛书中的一本。全书共分三个部分:家庭日常护理技能、常见病症的家庭处理及保姆须知。家庭常用护理技能主要介绍如何观测体温、脉搏、血压,如何进行物理降温、冷敷、湿敷、热敷,以及如何进行家庭消毒隔离等操作技能;常见病症的家庭处理主要介绍中暑、头痛、牙痛、鼻出血、腹泻、便秘、鸡眼、手足癣、冻疮等常见病症的家庭处理方法；保姆须知主要介绍了保姆的一般礼仪和安全防范等。

全书以问题的形式导入,方便读者查阅和理解,目的是向每个家庭普及一些自我护理的基本知识和方法。我们希望此书能成为方便、实用的手册,为大家的健康服务,同时也希望对社区护理工作者有所启迪。

编　者

2005 年 6 月

目录

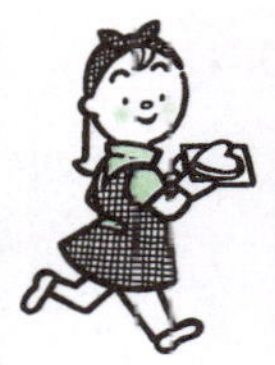

第一部分　家庭日常护理技能

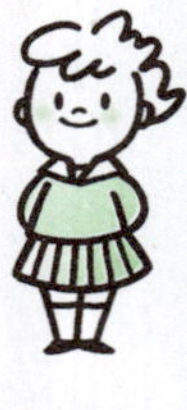

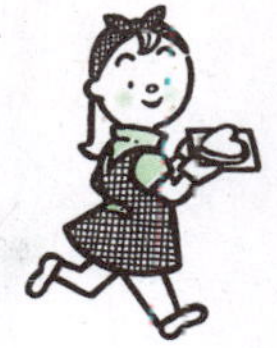

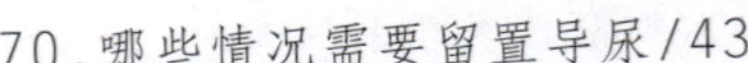

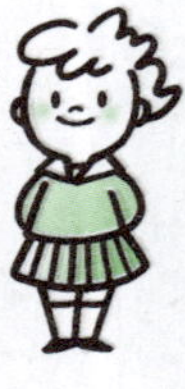

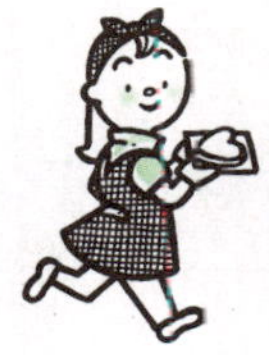

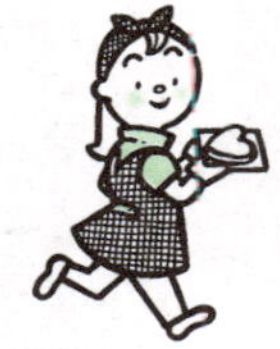

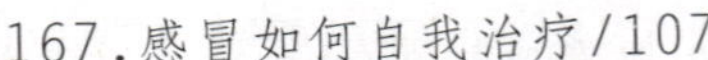

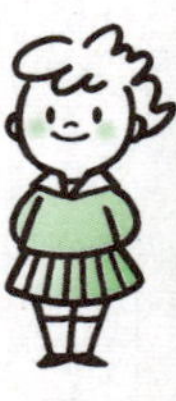

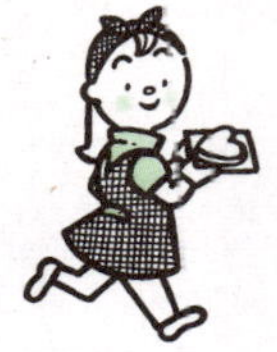

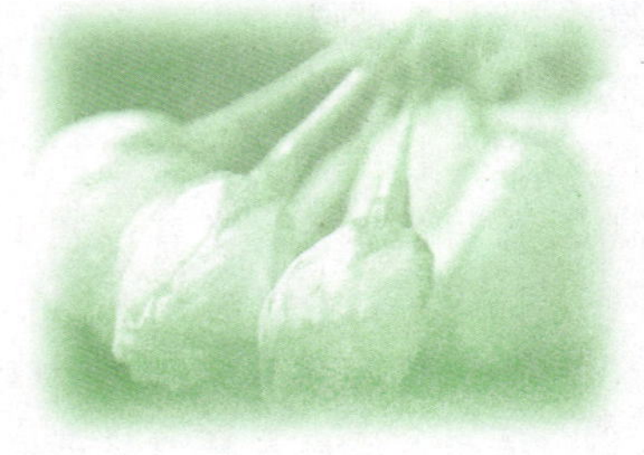

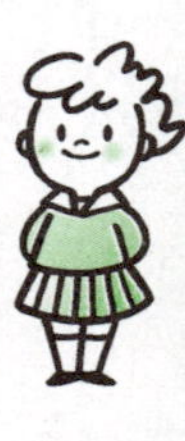

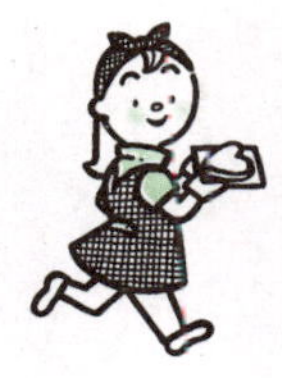

第一部分 家庭日常护理技能

1.何谓生命体征

生命体征是生命活动最基本的表现，是生命的重要征象，包括体温、脉搏、呼吸及血压。正常人生命体征相对稳定，有一定的数值范围，相互之间也有内在的联系。当机体患病时，生命体征发生不同程度的变化。通过观察生命体征，从中可以发现人体存在的或潜在的一些健康问题，使之及时得到处理，以维护人体健康。

2.常用体温表的种类有哪些

常用体温表的种类有：玻璃汞柱式体温计和电脑数字式体温计。

玻璃汞柱式体温计是目前最常用的，分口表、肛表和腋表三种（见图1）。目前，口腔温度与腋下温度基

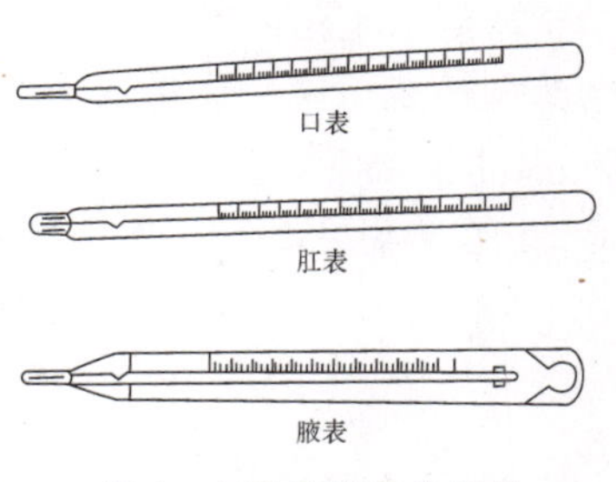

图1 玻璃汞柱式体温计

本上都用口表测量。体温表的外形呈近似三棱镜状,标有刻度,内为一真空的毛细玻璃管,玻璃管的一端为贮汞槽。口表的贮汞槽较细长,肛表的贮汞槽较粗短。毛细玻璃管与贮汞槽之间有一凹陷处,使汞遇冷不致下降。当贮汞槽受热后,汞膨胀沿毛细玻璃管上行,其上行的高度与受热程度成正比。

如何阅读玻璃汞柱式体温计?

用拇指、食指和中指横拿体温表的玻璃柱端,避免拿贮汞槽端(汞端),将体温表白线所对的棱边平对视线,体温表上下略作转动,看清水银柱所指的刻度,精确到0.1℃。

摄氏体温计的刻度为35.0~42℃,每一度之间分十小格,每度的中间处用较粗长的线标记。

电脑数字式体温计采用电子感温探头来测量体温,所测温度值由数字直接显示出来,方便直观。

3.测量体温的部位有哪些

体温是人体的温度。由于外界环境的影响,人体内部温度要略高于人体体表温度。测量体温的常用部位是口腔、腋下和直肠(通常说的肛门测量),一般腋下温度略偏低,直肠温度接近于人体内部温度。

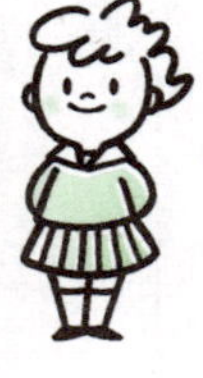

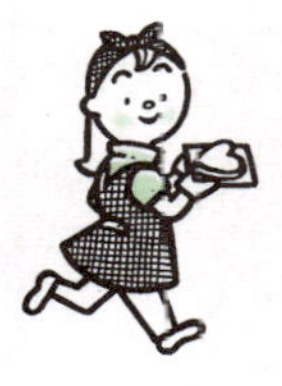

4.口腔、腋下、直肠温度如何测量

(1)测量前准备:检查体温表有无破损,用手腕力量将水银柱甩到35.0℃以下;消毒体温表,个人专用可用70%的酒精浸泡或70%的酒精棉球擦拭。若有乙型肝炎等传染病者,则体温表必须专人专用,用后用1%的过氧乙酸消毒液浸泡30分钟,再用冷开水冲洗后备用。

测量体温的时间应多长?

口腔、直肠测量3分钟,腋下测量10分钟。

(2)测量方法:口腔测量温度,将口表的汞端斜放于舌下,即舌系带两侧,闭嘴用鼻呼吸,勿咬牙;腋下测量体温,先擦干汗液,将体温表汞端放于腋窝深处并紧贴皮肤,屈臂过胸夹紧体温表;直肠测量体温,患者侧卧或俯卧,将肛表汞端涂凡士林或肥皂液,使之润滑,轻轻插入肛门内约3~4厘米。

(3)测量后处理:肛表取出后,可用比较柔软的手纸擦去可能沾上的粪质,再用酒精棉球擦净;口表、腋表取出后直接用酒精棉球擦净,再检视体温计读数。读后将体温表水银柱甩至35.0℃以下,然后用清水冲洗,晾干消毒后备用。

5.测量体温的注意事项有哪些

(1)测量前一定要检视体温计,看看水银柱是否在

35.0℃以下，否则测出的体温可能仍是上一次测量的体温值。

(2)鼻塞、呼吸困难的人及婴幼儿、精神异常者不宜进行口腔测量体温。

(3)进食、喝水、脸部热敷或冷敷者须在停止后30分钟再测量口腔温度。进食热的食物、喝热水、脸部热敷时测量体温会使测得的体温比实际体温高；反之，进食冷的食物、喝冷饮、脸部冷敷时测量体温可使测得的体温比实际体温低。

(4)腋下测量时体温表要夹紧，旁边有冰袋或热水袋时应撤除半小时后再测量。

(5)腹泻、肛周有伤口时不宜测量肛温；同样，旁边有冰袋或热水袋者应撤除半小时后再测量。坐浴、小儿洗臀部后过半小时再测量。

(6)切忌用热水泡体温表，以免体温表爆裂损坏。

6.咬断了体温表怎么办

测量口腔温度时，不小心发生咬断体温表、体温表中水银被吞下的情况，遇此不要惊慌，先将口中碎玻璃吐出，并用清水漱口，如已吞下玻璃碴，吃一些含纤维素多的蔬菜如韭菜、芹菜等，使玻璃被蔬菜纤维包住，随大便排出；同时服牛奶1杯，或1只生鸡蛋蛋清，使水银中汞

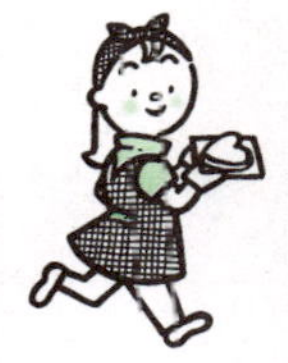

与牛奶或蛋清结合后排出体外。这样就不会引起水银中毒。因为金属汞不溶解于胃肠液，它的比重又大，到胃里后容易经过肠道而随粪便排出。

如出现剧烈腹痛，应及时去医院就医。

7.体温的正常值是多少

正常口腔温度在37.0℃左右（36.3~37.2℃），直肠温度略高于口腔温度（约高0.3℃），腋下温度略低于口腔温度（约低0.3℃）。

人体体温受环境温度、昼夜时间、性别、年龄、运动等因素的影响，可在正常范围内有一定波动，但波动范围不超过1℃。人体体温在一天时间里，一般清晨2:00~6:00时最低，下午2:00~8:00时最高，但长期从事夜班工作的人员可出现相反的情况；女性体温一般比男性略高，在月经周期中，行经期体温最低，月经前期体温略高，妊娠期体温亦较平时为高；新生儿体温调节功能不完善，体温易受环境温度影响，儿童由于基础代谢率相对较高，体温略高于成人；老年人由于基础代谢率相对较低，体温可略低；另外，运动、进食、情绪激动、精神紧张等可使体温略高，睡眠、饥饿、服用镇静剂后可使体温略低。

8.脉搏测量的常用部位有哪些

最常用的脉搏测量部位是手腕部的桡动脉处；其次为颞动脉、颈动脉、肱动脉、腘动脉、足背动脉和股动脉(见图2)。

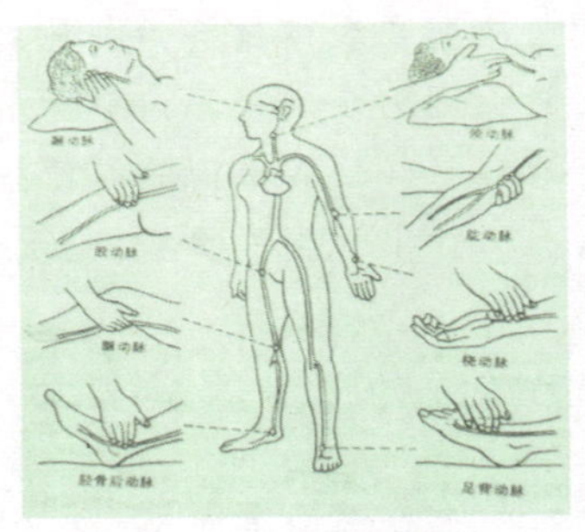

图2 常用诊脉部位

9.如何测量脉搏

测量者用食指、中指和环指(无名指)的指端放在相应动脉的体表,调整施加的压力,以能清楚地触及脉搏为宜。测量半分钟,将所测脉搏数值乘以2,即为每分钟脉搏值。

注意:测量脉搏前要保持安静,心情放松,如剧烈运动后应休息20分钟再测量。测量时不可用拇指诊脉,因拇指小动脉搏动较强,易与被测量者的脉搏相混淆。如为偏瘫者测脉搏,则应选择健侧肢体。

10.正常脉搏的表现有哪些

随着心脏节律性的收缩和舒张,动脉血管壁相应地出现扩张和回缩的搏动,在表浅动脉上摸到的搏动即为

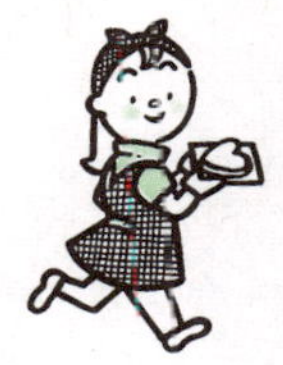

脉搏。因此，正常脉搏次数与心脏跳动次数相一致，速率在一定的范围内，而且节律均匀、间隔相等。正常脉搏包括速率和节律两个方面。

成人脉率正常值为每分钟 60~100 次，平均每分钟 72 次；儿童较快，每分钟约 90 次；婴幼儿每分钟约 130 次；老年人较慢，每分钟 55~75 次。一般女性较男性为快，白天较快，夜间睡眠时较慢，活动后或情绪激动时增快。

正常脉搏节律均匀，间隔相等。

11.如何判断常见异常脉搏

(1)脉率异常

脉率增快：成人脉率每分钟大于 100 次。见于发热、贫血、大量失血、甲状腺功能亢进、心肌炎以及情绪激动、心理紧张以及情绪激动、心理紧张等。

脉率减慢：成人脉率每分钟在 60 次以下。见于伤寒、颅内压增高、心脏房室传导阻滞等疾病。一些运动员在安静时心率每分钟小于 60 次，无任何不适症状，属于正常，这是由于长期锻炼使心脏的贮备功能增强所致。

(2)脉搏节律异常

早搏：在一系列正常均匀的脉搏中出现一次提前而较弱的脉搏称早搏。常见于各种心脏疾病。正常人在过度疲劳、精神兴奋等情况下也会偶尔出现。

脉搏短绌：指单位时间内脉率少于心率，见于心房颤动，由于病人心律绝对不规则，造成有时心脏搏动时血液搏出量很少，以致在心脏搏动时不能测到相应的脉搏，而造成脉搏短绌现象。病人的脉搏强弱、快慢绝对不规则。

儿童、青少年和部分成人脉律节律可随呼吸运动出现快慢不均现象，在吸气时脉搏略增快，呼气时略减慢。

(3)脉搏强弱异常

洪脉：脉搏强大有力。见于高热、甲状腺功能亢进、心脏瓣膜病变等。

丝脉：脉搏细弱无力，扪之如细丝。见于大失血、休克及心脏疾病等。

12.何谓呼吸、胸式呼吸、腹式呼吸

呼吸：人体吸入氧气、排出二氧化碳的过程，是人体与外界环境之间的气体交换。呼吸运动是靠膈肌和肋间肌的收缩和松弛来完成的。

胸式呼吸：以肋间肌的运动为主，呼吸时以胸廓的起伏为主要表现。

腹式呼吸：以膈肌运动为主，呼吸时以胸廓下部及上腹部的起伏为主要表现。

正常人胸式呼吸和腹式呼吸均不同程度同时存在，男性和儿童的呼吸以腹式呼吸为主，女性的呼吸则以胸式呼吸为主。

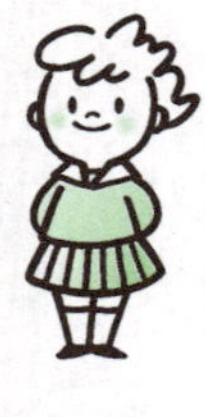

某些疾病可使呼吸运动发生改变，胸膜炎、肋间神经痛、肋骨骨折、肺炎等可使胸式呼吸减弱而腹式呼吸增

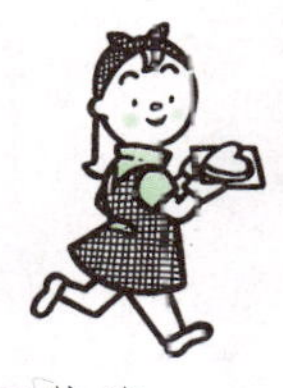

强；腹膜炎、大量腹水、腹腔巨大肿瘤、晚期妊娠等可使腹式呼吸减弱而胸式呼吸增强。

13.正常呼吸的表现有哪些

正常成人呼吸约每分钟 16~20 次，安静时呼吸运动稳定、节律均匀。

呼吸频率和深浅度可随年龄、性别、活动、情绪等因素而改变。小儿较快，每分钟可达 20~30 次，新生儿每分钟可达 44 次，老年人稍慢；同龄女性较男性快；活动和情绪激动时呼吸增快，休息和睡眠时呼吸较慢。呼吸节律在一定程度上可受意识支配。

14.常见异常呼吸的表现有哪些

(1)呼吸频率异常

呼吸过速：指呼吸频率大于 24 次/分。常见于发热、疼痛、肺胸廓疾病、心力衰竭、贫血等。一般体温每增高 1℃，呼吸大约增加 4 次/分。

呼吸过缓：指呼吸频率低于 12 次/分。常见于安眠药中毒、颅脑疾病等。

(2)呼吸节律异常

潮式呼吸：是一种由浅慢逐渐变为深快，然后再由深快转变为浅慢，随之出现一段呼吸暂停后，又开始如上变化的周期性呼吸。潮式呼吸的周期约 30~120 秒，暂停期可持续 5~30 秒。

间断呼吸：表现为有规律呼吸几次后，突然停止一段时间，又开始呼吸，即呼吸与呼吸暂停现象交替出现。

此两种周期性呼吸节律变化是由于呼吸中枢兴奋性降低，呼吸调节系统失常所致。常见于疾病的严重阶段和临终病人。

有些老年人深睡时亦可出现潮式呼吸，此为脑动脉硬化、中枢神经供血不足的表现。

(3)呼吸深浅度异常

呼吸深快：是一种深长而规则的呼吸。常见于尿毒症、糖尿病等引起的代谢性酸中毒病人。剧烈运动、情绪激动或过度紧张时，亦可出现呼吸深快。

呼吸浅快：是一种浅快而规则的呼吸。常见于腹水、肥胖以及肺炎、胸腔积液、气胸等肺和胸廓疾病。

(4)呼吸困难

呼吸困难是指呼吸频率、节律和深浅度异常，伴缺氧的表现。病人自觉空气不足，感胸闷、呼吸费力、不能平卧，出现烦躁，口唇和指端出现紫绀，鼻翼煽动等体征。常见于心肺疾患。

如果病人吸气费力，吸气时间明显长于呼气，并在吸气时出现胸骨上窝、锁骨上窝和肋间隙凹陷，则为吸气性呼吸困难。常见于气管、喉头异物或喉头水肿。

呼气性呼吸困难，则表现为呼气费力，呼气时间显著长于吸气。常见于哮喘病人。

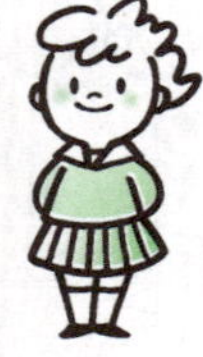

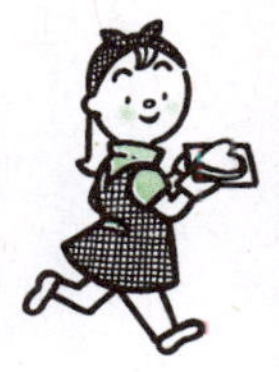

15.如何观察呼吸

观察呼吸主要是看胸廓的起伏。胸廓起伏一次即为一次呼吸，测量一分钟。同时，注意呼吸的节律是否均匀，呼吸深度是否一致，口唇、指端有无紫绀，有无鼻翼煽动、张口呼吸等。

观察呼吸时不要让受测者察觉测量者在观察他(她)的呼吸，因为呼吸受意识控制，一旦注意到自身的呼吸，呼吸就不是自然状态下的呼吸。

危重病人呼吸运动极为微弱，甚至不易见到胸廓的起伏，这时可用棉絮、薄纸片等放在病人鼻孔旁，通过观察棉絮或薄纸片等活动情况来观察呼吸。

16.何谓血压、收缩压、舒张压、脉压

血压：是血液在血管内流动时对血管壁的侧压力。如无特别说明，一般指上臂肱动脉血压。心脏收缩时，血液射向主动脉，此时动脉管壁所受的压力称为收缩压；心脏舒张时，动脉管壁弹性回缩，此时动脉管壁所受的压力称为舒张压；收缩压与舒张压之差称为脉压。

17.血压的正常值是多少，受哪些因素影响

正常成人在安静时，收缩压为89~139毫米汞柱，舒

张压为60~89毫米汞柱，脉压差为30~40毫米汞柱。

血压随年龄增长而增高，小儿血压比成人低，新生儿最低，中年以前女性血压较男性略低，中年以后差别较小；昼夜周期中清晨高于傍晚；寒冷环境中血压可上升，高温环境中血压可略下降；紧张、恐惧、兴奋、疼痛、过度劳累、睡眠不佳时血压可升高；吸烟、饮酒也可影响血压。另外，两上肢的血压左侧可略高于右侧（约相差5~10毫米汞柱）。

18.如何使用汞柱式血压计测量血压

(1)汞柱式血压计由输气球、调节空气压力的阀门、袖带及汞柱式测压计组成。其中，汞柱式测压计内有一根有刻度的玻璃管，玻璃管上端与大气相通，下端与汞槽相通，汞槽内装有汞，汞槽的另一端与袖带相连(见图3)。

(2)测量前检查血压计：先检查血压计有无破损，打开汞柱式血压计的水银柱开关，平放血压计，检查水银平面是否在“0”位。

被测者准备：安静环境下休息5~10分钟，剧烈活动或情绪异常紧张者休息15~30分钟；卷起衣袖，露出一侧上臂，如衣袖太紧，则需脱去一侧衣袖；取坐位或卧位，使测量的上臂肘部与心脏处于同一水平，即坐位时平第四肋软骨，仰卧位时平腋中线。

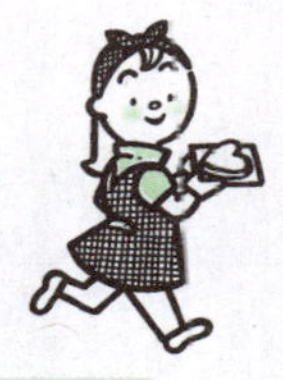

(3)测量方法：①放平血压计，将袖带内气体排尽，平整地在肘窝上2~3厘米处缠于上臂，袖带气袋中部对着肘窝正中，袖带尾部塞入里圈内，袖带松紧以能放入一指为宜；②戴好听诊器，先在肘窝触及肱动脉搏动，再将听诊器胸件置于肱动脉处并稍加固定；③关闭充气阀门，用输气球充气至肱动脉搏动消失后再充气使汞柱再升高20~30毫米汞柱；④打开充气阀门，缓慢放气使汞柱缓慢下降，双眼平视汞柱所指的刻度；⑤在汞柱缓慢下降时，听到第一声搏动时汞柱所指的刻度即为收缩压，随后搏动音逐渐加强，搏动音突然变弱或消失，此时汞柱所指的刻度即为舒张压；⑥记录血压读数，以分数表示（即收缩压/舒张压毫米汞柱），如110/70毫米汞柱。

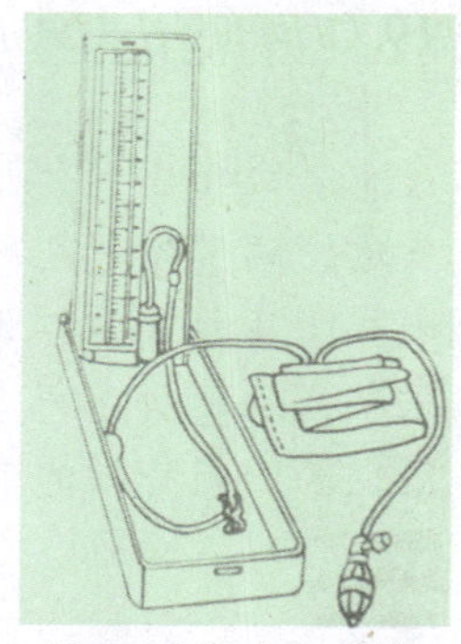

图3 汞柱式血压计

如果没有听清，应放气使汞柱下降到“0”位，再重新测量。

(4)测量后处理：测量完毕应关闭水银柱开关，以防水银外溢；同时放好充气球，防止在关血压计时，充气阀门与玻璃柱相碰而折断玻璃柱。

19.如何使用表式血压计测量血压

表式血压计(见图4)由输气球、调节空气压力的阀门及表式测压计组成。测量方法同汞柱式血压计，只是其汞柱刻度以表的指针指的刻度代替。

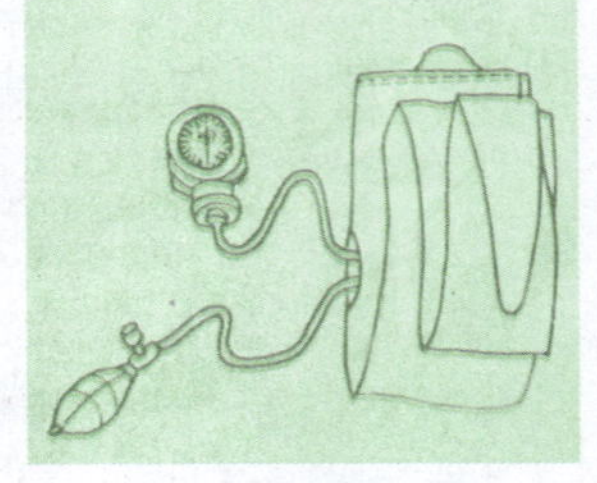

图4 表式血压计

20.如何使用电子血压计测量血压

电子血压计袖带内有一换能器,可自动采样,由微电脑控制数字运算、自动放气程序、自动显示血压读数,测量较为方便。

测量前被测者的准备如前所述;接通电源,接上充气插头,把袖带内的换能器“◎”放于肱动脉搏动处,扣好袖带,按键充气后发出蜂鸣音,显示屏显示血压读数。

21.测量血压时应注意哪些事项

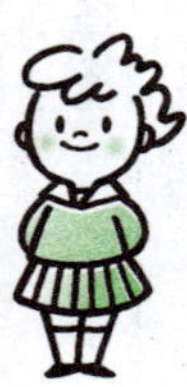

测量血压时应环境安静，避免干扰；被测者放松身心,避免紧张;对有偏瘫者,应测健侧血压;对于持续血压监测者,最好固定一侧肢体测量,同时定时间、定体位、定血压计,以便于比较。另外,听诊器胸件不应塞入袖带内;

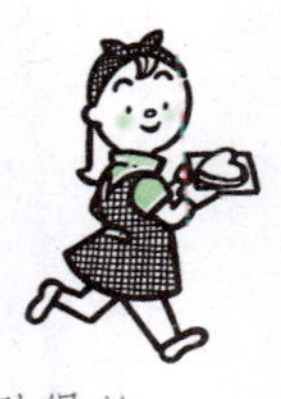

绑袖带时松紧合适,避免过紧过松,绑得过紧可使测得的血压偏低,绑得过松可使测得的血压偏高。

22.意识障碍有哪些表现

> **何谓意识?**
>
> 意识是人对周围环境和自身的识别能力和清晰程度,是大脑功能活动的综合表现。

正常人的意识清晰,对答正确,能够准确地识别时间、地点和人物,能对环境的刺激作出相应的反应。

许多疾病会影响人的意识状态,如超高热、酒精中毒、脑外伤、脑溢血、肝昏迷等。这些疾病往往会影响大脑的功能活动,引起不同程度的意识障碍。意识障碍的表现有以下几种:

(1)嗜睡:处于病理性的睡眠状态,可被唤醒,但反应迟钝,回答切题,一旦刺激除去,则又迅速入睡。这是最轻的意识障碍。

(2)意识模糊:表现为表情淡漠,对自己及周围环境漠不关心,回答问题迟缓而简短,但合理,对时间、地点、人物的定向能力发生一定的障碍。

(3)谵妄:是一种以兴奋为主的意识模糊,表现为意识模糊、定向力消失、感觉错乱,常伴有错觉、幻觉,有躁动不安、说胡话,甚至有发狂等精神异常的表现。

(4)昏睡:处于熟睡状态,不易唤醒,虽在强烈刺激下唤醒,但很快又入睡,回答问题言语含糊、答非所问。

(5)昏迷:属严重的意识障碍。患者没有肢体自主运动,对周围事物及声、光等刺激无反应。昏迷较浅时对强烈刺激如针划足底时尚有反应,呼吸、脉搏、血压无明显变化;昏迷较深时,肌肉松弛,对任何刺激无反应,大小便失禁或潴留,吞咽、咳嗽等生理反射消失。

23.如何判断意识异常

判断一个人的意识情况,先采取询问的方法,通过与病人的交谈,了解其思维、反应、情感活动、定向力(对时间、人物、地点的定向能力),同时检查病人的一些生理反射,来判断意识障碍的程度。

如果病人处于持续的睡眠状态,能叫醒,表情淡漠,反应迟钝,但回答问题合理,说明病人处在嗜睡;病人意识障碍水平较嗜睡为深,对时间、地点、人物的定向能力发生障碍,说明病人已进入意识模糊状态;如病人不易叫醒,在强烈刺激下唤醒后很快又入睡,不能正确回答问题,说明病人已进入昏睡状态;如病人不能叫醒,大小便失禁或潴留,伴随一些生理反射的消失,则说明病人已进入了昏迷状态,如病人对疼痛刺激尚有一定的反应,说明昏迷程度较浅,如对任何刺激均无反应,则说明昏迷程度较深。

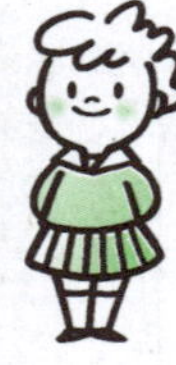

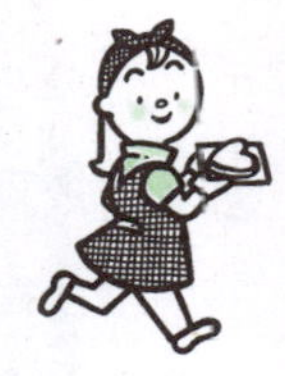

24.何谓瞳孔对光反射

正常瞳孔的表现：

瞳孔位于眼球的中央，为正圆形，自然光线下直径约3~4毫米，两侧瞳孔等大等圆。瞳孔大小随光线的明暗而变化。

瞳孔对光反射：当光线照射瞳孔时，瞳孔即缩小，光源移开后，瞳孔迅速恢复原状。检查方法为：用拇指和食指分开上下眼睑，露出眼球，用手电筒直接照射瞳孔，观察其对光线的反应。正常人瞳孔对光反射灵敏。

25.常见瞳孔异常的表现及临床意义有哪些

瞳孔变化常是中枢神经系统疾病、药物中毒等病情变化的一个重要指征。常见瞳孔异常表现及临床意义有：

(1)双侧瞳孔散大：在自然光线下，瞳孔直径大于5毫米为瞳孔散大。多见于颅脑外伤、颅内压增高、颠茄类药物中毒、濒死状态等。

(2)两侧瞳孔缩小：自然光线下瞳孔直径小于2毫米为瞳孔缩小。多见于有机磷农药、吗啡、镇静安眠药、毒蕈等中毒。

(3)两侧瞳孔不等大：多见于颅内病变如脑外伤、脑肿瘤、脑疝等。

(4)瞳孔对光反射迟钝或消失：常见于昏迷病人。

(5)两侧瞳孔散大、固定,对光反射消失:如同时伴有心跳、呼吸停止,则表明病人已死亡。

26.输液前的家庭环境如何准备

(1)保持室内空气清洁:因输液时输液瓶内无菌药液通过输液的通气管与外界空气相通,如室内空气污浊、尘土飞扬,则增加输液反应的机会,损害病人健康。因此,输液前采取湿式清扫方法清洁地面、墙壁、家具,去除蛛网、灰尘,床面可用半湿的毛巾进行擦拭整理,然后通风半小时,在输液前30分钟停止清洁工作。

家庭不适宜输液:

静脉输液可能会出现输液反应和药物的过敏反应等,存在一定的危险性,家庭环境和条件不适宜静脉输液。若病人不方便去医院、而且仅作水分或电解质等的补充,没有特殊药物的使用,在医生允许的情况下可在家中进行输液。

(2)室内光线适宜:在护士上门进行静脉穿刺时,需要有充足的光源,可采用自然光源和准备人工光源,但不要直射病人眼睛,以免引起病人目眩。静脉穿刺完毕,在输液过程中,则光线不要太强,以利病人能较好休息。

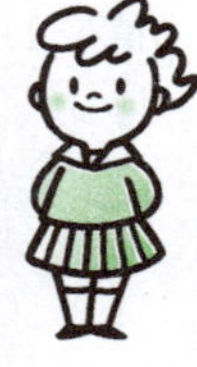

(3)室内温度适宜:人体最适宜的环境温度为20℃左右。在冬天,由于病人输入比人体体温低的液体,常会感到冷,特别是输液的肢体,因此要注意保暖。可用热水袋或取暖器取暖,有条件的开空调,以防病人受凉。

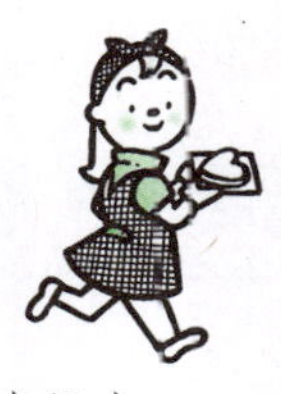

(4)有方便的如厕环境：因输入液体，在输液过程中病人常需排尿，需要有方便的如厕环境。要求室内物品有序放置，地面防滑，避免如厕途中绊倒、滑倒，厕所内有挂输液瓶的设施或有专人帮助，必要时床边备便器。

(5)有方便的通讯工具：尽管在家庭环境下输液使用的药物安全性较高，但任何药物都有可能出现异常的反应。输液过程中可能会出现各种输液反应，护士在完成静脉穿刺后，会告知输液过程中应注意的事项和联系方式，病人或家人需要记下护士的联系电话，准备好固定电话或移动电话，以便在出现情况时及时与护士取得联系。

27.家庭输液前病人做哪些准备

输液前病人应做好输液部位的皮肤清洁工作，必要时要洗澡，同时要更换衣服床单，保持衣被的清洁；输液前要排尿，尽量减少输液过程中的如厕次数，防止输液针头滑脱；输液前适当进食，防晕针等事件发生。

28.家庭输液过程中应观察哪些内容

(1)输液是否通畅：主要观察输液瓶下端的小滴管中是否持续在点滴，进气管气泡进入是否通畅。如果不通畅，则应检查一下输液管是否受压或扭曲，针头有无堵塞或移位等。

(2)输液部位有无肿胀：输液过程中经常观察注射部位有无肿胀、皮肤有无发红，以及注射部位是否有疼痛等情况。如有，则应及时与护士联系作相应的处理。

(3)输液速度是否适宜：一般输液速度为40~60滴/分，心肺功能不全、老年衰竭病人等应适当减慢，根据药物的性质亦有不同的要求，具体输液速度要求遵照护士嘱咐。滴速测量一般是观察10秒钟滴管中液体滴入的滴数再乘以6即为每分钟滴速。

(4)输液瓶内液体情况：输液过程中经常观察输液瓶内液体量是否输完，液体是否有异物，如有沉淀、絮状物等，应及时终止输液。

(5)病人的反应：输液过程中应注意病人是否有不适，如有寒战、高热等反应则及时与护士取得联系，若非原发疾病原因所致应及时终止输液。

29.常见家庭输液反应有哪些

常见的输液反应有以下两个。

(1)发热反应：发热反应是常见的输液反应，常由输入的溶液或药物制品不纯，含有致热物质，或输液管道内含有致热原或消毒灭菌措施不严等原因所致。表现为发冷、寒战和发热，多在输液后数分钟至1小时发生，轻者体温在38℃左右，重者可达40℃以上，可伴恶心、呕吐、头痛等症状。

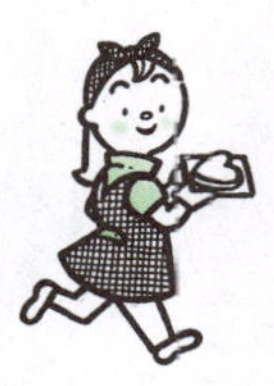

(2)静脉炎:由于穿刺针的直接刺激,或由于输入高浓度或刺激性较强的药液，引起局部静脉壁的化学性炎症反应;或者是由于输液过程中没有严格执行无菌操作,导致局部静脉的感染性炎症反应。表现为沿静脉走向出现条索状红线,局部组织发红、肿胀、灼热、疼痛,如为感染性炎症,则可伴有畏寒、发热等全身症状。

30.出现输液反应如何处理

(1)发热反应的处理:如病人在输液过程中出现发冷、寒战,则给病人保暖,减慢输液速度,同时与护士取得联系;如同时发现输液瓶中液体浑浊或有絮状物等,则立即停止输液,告知护士及时处理。另外,要保存残留的液体,以便作必要的化验检查。

(2)静脉炎的处理:如无明显的红肿,仅为局部的疼痛，则应更换输液部位，局部行酒精或硫酸镁或中药湿敷,必要时遵医嘱治疗。

(陈雪萍)

31.何谓鼻饲

鼻饲是指从病人一侧鼻腔插入胃管到胃内，通过管道输送食物,以保持病人营养素供给的一种方法。适用于口腔、咽部疾病以及昏迷、衰竭病人等不能自行进食者。

32.如何测试鼻饲管在胃内,为何每次鼻饲前都要测试

测试鼻饲管在胃内的方法有以下几种:①用注射器接于胃管末端回抽,看到有胃液被抽出,说明胃管在胃内,可以注入食物;②将胃管末端放入盛有凉开水的碗中,无气泡溢出,说明胃管不会在气管内,间接证明胃管位于胃内,注入食物是安全的;③用注射器注入10~20毫升空气于胃管内,同时将听诊器放在病人上腹部,听到有气过水声,表示鼻饲管在胃内。

由于病人移动或胃管固定不牢有可能使胃管脱出或移位,为保证鼻饲液能准确无误地被灌入胃内、防止食物误入气管而引起窒息,所以每次鼻饲前都要测试胃管是否位于胃内。

33.鼻饲液如何配制

鼻饲食物须呈液体状,常将各种食物配制成混合奶的形式。鼻饲液的主要用料有大米、小米、牛奶、豆浆、鸡蛋、肉泥、菜汁,配以白糖、香油、食盐等调料。根据病人具体情况,按需要选取鼻饲液的成分。配制方法是将一日用量的各种成分,分别加工煮熟(如有固体食物应碾碎成糊状),分别混合均匀成混合液,放入冰箱备用,食用前取一

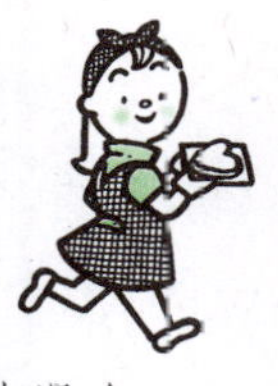

份加热。操作前应洗手，戴好口罩，防止污染。配好的混合液放置时间不宜过久，当天吃当天配。

每天应保证病人维生素的摄入量，可将新鲜水果洗净榨汁，制成的果汁要单独分装瓶中，同时需与鼻饲混合液分开灌入，以避免蛋白质遇酸后产生凝块堵塞胃管。

34.鼻饲的方法

(1)鼻饲液准备：鼻饲前准备好38~40℃鼻饲液200~300毫升，没有水温表者可将鼻饲液滴几滴于前臂掌侧，以不感到烫手为度。

(2)鼻饲步骤：将病人头胸部用枕或棉被抬高30度~50度→颌下垫小毛巾或餐巾纸，鼻饲管的开口端接灌注器，先回抽，见有胃液抽出，证明鼻饲管是在胃内→先缓慢注入少量温开水，病人无不良反应，然后慢慢灌注鼻饲液→鼻饲液灌注完后注入少量温开水→鼻饲管反折，开口端用纱布包裹，用夹子夹紧或用牛皮筋扎牢→用别针固定在病人枕旁或衣服上→保持体位30~60分钟后再恢复原体位。

(3)注意事项：①灌注速度不宜过快，防止胃部突然膨胀引起不适甚至呕吐等现象；②鼻饲液灌注前先灌少量温开水，观察病人反应，如无不适再灌鼻饲液；③鼻饲液灌注完毕，再灌少量温开水(约10~20毫升)，以冲洗鼻饲管，避免食物滞留管道内而变质，再次鼻饲时变质食物被注入胃内而引胃肠炎；④灌注完毕，鼻饲管应反折夹紧，防止胃内液体流出，鼻饲后使病人卧于舒适位置；⑤鼻饲期间保持口腔卫生，鼻饲用的杯、注射器等每次用后清洁，每天煮沸消毒一次；⑥两次灌注间隙时间不应少于2小时；⑦通过鼻饲管给药时，应将药片碾碎，溶解后再灌入；⑧鼻饲液温度不可过高，切忌将刚烧好的鼻饲液直接灌入，以防烫伤食管和胃。⑨每次鼻饲量不超过200毫升，每天6次左右。

35.为何鼻饲管要定时更换

由于残留食物的营养作用，易造成细菌繁殖，污染管道；同时鼻饲管对食道有一定的刺激作用，长期留置可能会引起黏膜糜烂，引起粘连。因此，长期鼻饲者要定期更换胃管，一般7天左右更换一次。鼻饲管一般于晚上最后一次鼻饲结束后拔管，翌日再由另一鼻腔重新插入胃内，使患者鼻腔、食道、胃减除压迫和刺激，得到暂时的休整。

36.拔除鼻饲管时应注意什么

拔管时先夹紧鼻饲管开口端，以防止鼻饲管拔出过程中管口经过喉部时管内溶液流入气管；拔管时动作要敏捷，轻巧；拔管后要清洁口腔、鼻孔及面部；将拔出的胃管清洗、煮沸，晾干备用。

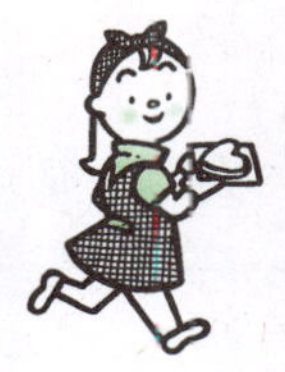

37.何谓物理降温，常用的方法有哪些

利用物理的方法使超出正常的体温下降的过程，称物理降温。常用的物理降温方法有降低环境温度、减少衣物、减少盖被、冷敷、酒精擦浴、温水洗澡或擦浴等。

38.什么情况下需要物理降温

病人遇有发热、中暑等情况时，体温升高，当口腔温度超过38℃，适当进行物理降温。一旦体温超过39℃，在进行物理降温的同时要及时与医生联系。

39.如何进行温水擦浴

发热病人无禁忌者都可用温水擦浴，特别是老人、体弱者以及婴幼儿等发热病人。水温低于病人体温1℃，操作方法及注意事项见酒精擦浴。

40.如何进行酒精擦浴，如何配制酒精

酒精是一种挥发性很强的液体，在皮肤上迅速蒸发时，可吸收机体大量的热而达到降温作用，同时酒精有刺激皮肤血管扩张的作用，故其散热降温作用强。

擦浴时先备好30%~50%酒精200~300毫升。配制

方法：用95%酒精一份加水两份即可，如95%酒精100毫升加水200毫升。如无95%酒精，用普通白酒亦可，一般白酒度数为65度左右，即用白酒100毫升加水136毫升。操作时将冰袋放于头部，置热水袋于足底以防止头部充血。

暴露擦拭部位，将大毛巾垫于擦拭部位下面，用小毛巾或软布敷蘸配好的酒精溶液，不能拧得太干，自上而下从里向外擦拭。上肢从肩部外侧到手背，再自腋下沿手臂内侧到手心，再擦另一侧。擦下肢时应从髋部开始经大腿外侧至足背，从腹股沟沿大腿内侧至踝部，然后自股下经膝下至足跟，再擦另一侧。每侧肢体擦拭3~5分钟，共擦15~20分钟。擦拭毛巾要经常更换。当擦到腋下、腹股沟、膝下腘窝等大血管处时，应稍停留一些时间，直至皮肤发红为止，这样可以提高退烧作用。

注意事项：胸前、腹部、后颈、足心等处禁忌擦拭，因这些部位对冷刺激较敏感，可引起反射性心率减慢、腹泻等不良反应；擦浴时不能用力过猛，以免擦伤皮肤；擦浴完毕，盖好被子，鼓励病人多喝热水；擦浴后半小时测体温，当体温降至39℃以下时，可取下冰袋及热水袋。擦浴过程中随时观察病人反应，若发生寒颤、面色苍白、呼吸异常时，应立即停止擦浴，并为病人提供保暖措施。对体弱者、高热寒颤、对冷刺激敏感及风湿热病人均不宜采用酒精擦浴。

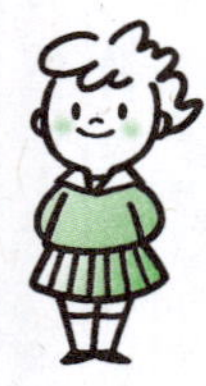

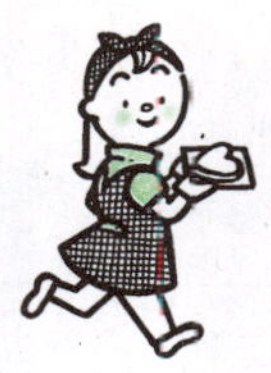

41.物理降温时应注意哪些问题

物理降温过程中要严密观察病人反应，如病人有不适或出现面色苍白、寒颤，脉搏及呼吸异常，应立即停止降温，注意保暖。

随时观察病人体温变化，根据病人具体情况，合理选择适宜的降温措施。必要时与药物降温同时进行。

42.冷敷有哪些作用

用低于人体温度的物体与皮肤接触，使血管收缩、血流减慢，对局部起到止痛、止血、制止化脓的效果，对全身达到退热降温的作用。

43.哪些情况需要冷敷

(1)高热和中暑的病人：皮肤接触冷敷后毛细血管先收缩，后扩张，通过热传导与蒸发使体温降低。

(2)急性损伤初期和牙痛等：由于冷敷降低了神经末梢的敏感性而减轻疼痛；同时，血管收缩使毛细血管的通透性降低，从而减少局部水肿，进而减轻由于组织肿胀压迫神经末梢引起的疼痛。

(3)鼻出血、扁桃体摘除术后：由于冷敷使毛细血管收缩，血流减慢，从而达到止血和减轻局部的充血水肿。

(4)扁桃腺炎、舌下腺炎等：冷敷能降低组织新陈代谢和细菌的活力，可防止炎症扩散及化脓。

44.冷敷的方法有哪些

(1)冰袋(或冰帽)冷敷

方法：取冰屑(或将冰块装于盆内，用水冲去冰的棱角，以防止损坏冰袋及引起病人不适）装入冰袋约半满(若无冰袋可用橡胶手套或塑料袋代替)，再加入适量冷水，充填冰块间隙。排气后将冰袋口扎好，检查无漏水后，擦干，用布套或毛巾包裹好，置于所需部位。也可用冰敷(化学制剂)降温。

用于降温的冰袋(冰敷)可放在病人前额、头顶或颈部两侧、腋下、腹股沟等体表大血管处。

鼻出血、牙痛可用小冰袋置于鼻根部或面颊部。

注意事项：用毛巾垫在冷敷的部位或包住冰袋的方法来调节局部温度；要经常观察局部皮肤颜色有无改变，询问病人有无麻木感或不适，如有应停用，防止冻伤；注意病人反应，如出现寒颤、面色苍白时，应停止使用。

(2)冰枕冷敷

将冰枕放于头下当枕垫，但要注意冰枕不要触及肩以下部位，尤其是老人和孩子，在用冰枕时最好在肩头垫上厚毛巾等保暖。如果感到冰枕过冷不舒服时，可用垫毛巾等方法来调节。

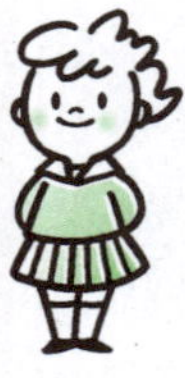

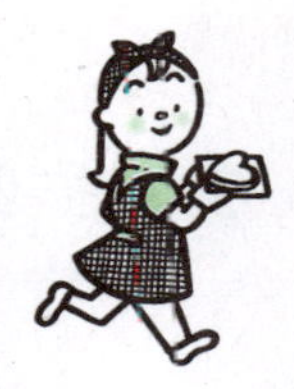

(3)冰囊冷敷

取一只圆形狭长的橡胶袋,放入冷水和冰,并取袋的中间处拧转一圈,制成狭长圆形的冰囊,拧转处正好贴在下腭,然后用三角带帮助固定,三角带的结打在头顶部位为好。

45.冷敷时应注意哪些问题

冷敷应注意以下这些情况:当局部血液循环不良、贫血、慢性炎症及化脓性病灶时不宜用冷敷;冷敷时间不宜过长,一般不超过 30 分钟;耳部、阴囊、前胸部、腹部、足底部位忌用冷敷。

46.湿敷有哪些作用

湿敷分热湿敷和冷湿敷。热湿敷常用于消炎镇痛,而冷湿敷的作用为止血和降温。另外,也可根据医嘱加入相应的药物进行湿敷,起到相应的作用。

47.哪些情况需要湿敷

局部的炎症及软组织损伤的后期可用热湿敷,当遇到发热、鼻出血等情况时需采用冷湿敷。

48.湿敷的方法有哪些

(1)热湿敷

方法:热敷部位下面垫大毛巾,暴露治疗部位,局部涂凡士林(应大于热敷面积)。脸盆内盛热水并放小毛巾两块,先将小毛巾拧至半干(以不烫手、不滴水为宜),抖开用手腕内侧试温,如不烫手,折叠(大小以热敷面积为准)后敷于患处,上置塑料纸,再盖上棉垫或大毛巾,以保持温度。如患者感到烫热,难以忍受,则可揭开毛巾一角散热,每 3~5 分钟更换一次毛巾。也可用热水袋放在毛巾上以保温,再盖以棉垫或大毛巾进行热湿敷。一般热湿敷持续时间为 15~20 分钟。

注意事项:家庭热湿敷适用于皮肤完整的病人,局部皮肤有伤口者不宜热湿敷;如在伤口部位做热湿敷,应按无菌技术操作进行,最好在医院或由专业医务人员进行;面部热湿敷者,敷后半小时方可外出,以防感冒。

(2)冷湿敷

方法:将敷布或小毛巾浸于冰水或冷水中,拧至半干(以不滴水为度),敷于所需部位。经常更换敷布以保持低温,持续 15~20 分钟。

注意事项:皮肤有伤口者不能冷湿敷;随时观察局部皮肤情况,以防冻伤;较大范围的冷湿敷,要注意病人的体温情况及病人的反应,如有面色苍白、寒战等情况应停用。

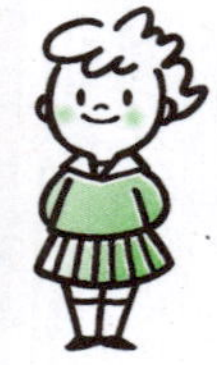

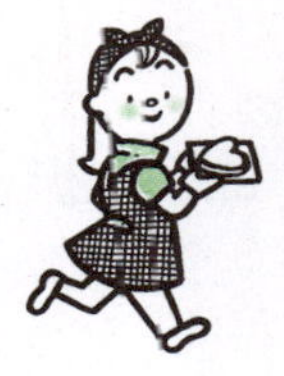

49.热敷有哪些作用

热敷可促进局部组织血液循环,提高机体抵抗力和修复能力,促使炎症消散和局限化,减轻局部肿痛。热敷还可使病人温暖舒适,具有保暖,解除痉挛,减轻深部组织充血的功效。

50.哪些情况需要热敷

(1)局部炎症:热敷可使血管扩张,血流加速,从而促进血液循环,增加炎症部位白细胞的数量和吞噬功能,促进早期炎症消散、晚期炎症局限。

(2)慢性扭伤和腰肌劳损:热敷降低痛觉神经兴奋性,改善血液循环,加速致痛物质的排出,降低肌肉组织的紧张性,从而解除痉挛性疼痛,同时增加血流,加快组织的恢复。

(3)痛经和肠痉挛性疼痛:热敷降低神经的兴奋性,解除平滑肌痉挛,解除疼痛。

(4)小儿、老年人、危重及末梢血管循环不良的病人:通过热敷可促进血液循环,使病人感觉温暖舒适,起到保暖作用。

51.热敷的方法有哪些

(1)热水袋热敷

方法:检查热水袋有无破损,将水温在60~70℃的热水灌入袋内约2/3满,排出袋内余气,拧紧袋塞。然后倒提热水袋,轻轻抖动检查有无漏水,擦干表面,外套布袋或用毛巾包裹,放在需要的部位。

注意事项:定期检查热水袋温度,如需持续使用热水袋,应及时更换热水;对昏迷、局部感觉迟钝的病人以及老人、小儿,其水温应控制在50℃以内(可用手腕内侧试温度,感觉较烫但能忍受为宜),并且放置时热水袋应离身体约10毫米处或毛毯外面,间接给热,以免烫伤;热水袋使用结束,将水倒出,倒挂晾干,向袋内吹入气体后拧紧袋塞,存放备用。

(2)热水坐浴

适用于直肠手术后、会阴和肛门部炎症、痔等。

方法:先嘱病人排空大小便,然后将准备好的38~40℃温开水或0.02%高锰酸钾溶液倒入坐浴盆内至1/2满,或根据医嘱选择相应的坐浴液,让病人坐入盆内。坐浴时间一般为10~20分钟,坐浴完毕,用毛巾擦干。

注意事项:随时用水温计测量以调节水温,注意保暖,同时防止烫伤;观察病人反应,如有头晕、心慌等情况,停止坐浴。

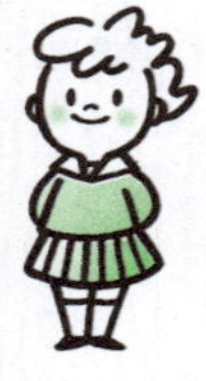

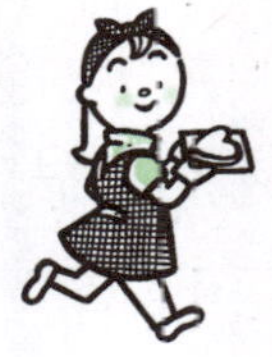

52.热敷时应注意哪些问题

热敷时要注意以下问题：

(1)在使用热水袋的过程中，应经常检查局部皮肤，如发现皮肤潮红、疼痛，应立即停止使用，并局部涂凡士林以保护皮肤。

(2)急性腹痛未明确诊断前，不可使用热敷止痛，以免掩盖病情，延误诊断。

(3)面部危险三角区的化脓感染、口腔内感染者禁用热敷，因此处血管丰富，且与颅内海绵窦相通，防止细菌或毒素随血液进入颅内而造成严重后果。

(4)软组织损伤或扭伤初期(48 小时内)禁用热敷，以免加重皮下出血和疼痛。

(5)身体各部位有持续出血或出血性疾病者禁用热敷。

(6)皮肤患有湿疹者忌用。

(7)女病人经期或阴道出血，妊娠后期、产后 2 周内忌用热水坐浴；盆腔器官急性炎症也不宜坐浴。

53.家庭氧疗适用于哪些情况

患有慢性呼吸系统疾病如哮喘、肺气肿及循环系统疾病如心功能不全等病人有呼吸困难、气促、头晕、头痛等缺氧症状时，需要给予家庭氧疗。

54.常用家庭氧疗设备有哪些

(1)氧气瓶供氧装置:需要长期家庭氧疗的病人,可配备氧气瓶供氧装置。

(2)简易制氧装置:如市场上销售的氧立得,此法使用方便,适合临时使用。

(3)氧气机制氧:小型的利用空气制氧的设备,能满足一般家庭病人的使用。

55.家庭氧疗方法有哪些

常用的家庭氧疗方法有鼻导管氧气吸入法和鼻塞给氧法。

操作时,首先清洁鼻孔,将鼻导管或鼻塞与氧气管相接,调节好流量,检查氧气流出是否通畅(方法为将鼻塞口对准面颊,感到有气流即说明是通畅的),把鼻塞塞入鼻腔约1厘米深,固定好管子。如果采用鼻导管给氧法则应插至鼻咽部(自鼻尖至耳垂的2/3长度),用胶布将鼻导管固定于鼻翼两侧及面颊部,但此法病人较难长期忍受。

56.如何调节氧气流量

对于慢性缺氧病人如慢性支气管炎、肺心病等病人,

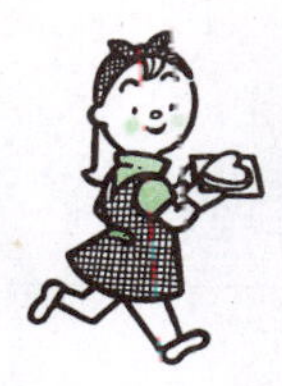

应以低流量(1~2升/分)持续给氧为宜,忌用高流量给氧,以防呼吸暂停。对于缺氧严重病人,如哮喘发作时张口呼吸,鼻翼煽动明显,口唇青紫,可给予高流量(4~6升/分)吸氧来提高供氧浓度,并送医院。

57.氧疗应注意哪些问题

在氧疗的过程中，应经常观察吸氧者缺氧症状有无改善;氧气装置有无漏气,管道是否通畅;长期吸氧病人应每日更换鼻导管或鼻塞1~2次，交替从另一侧鼻孔插入,以减少对鼻黏膜的刺激;注意安全,做好“四防”(即防火、防热、防油、防震),供氧装置周围严禁烟火及易燃品,至少距明火5米,距暖气1米。

58.为何需要在家里进行消毒隔离

家是人们日常生活的场所,在家庭这种小环境中,一旦家庭成员中有人生病,由于成员之间互相接触频繁,很容易使疾病在家庭成员间传播而危害身体健康。因此,做好家庭日常用品及环境的消毒隔离是保障家庭成员健康,有利于病人早日康复的重要手段。

59.空气如何消毒

(1)通风换气与湿式打扫:通风换气是清洁空气简便

而有效的方法,居室内各房间应定时开窗通风,以保持室内空气新鲜和降低微生物的密度。夏季气温高,应注意经常打开门窗通风;冬季气候寒冷,气温低,但也应保持每日通风换气两次,每次20~30分钟。

另外,日常打扫卫生应用湿式扫除,如用湿抹布擦拭各种家具、物品,湿拖布擦地以减少室内尘埃,达到洁净空气的目的。但注意每次打扫卫生后,将抹布及拖布清洗干净、晾干,防止细菌繁殖。

(2)紫外线灯管消毒:紫外线灯消毒空气方便、高效且不损害家庭物品。消毒空气时，先将室内环境打扫干净,关闭门窗。紫外线灯的有效距离不超过2米,照射时间不少于30分钟(开灯5~7秒后开始计时间)。多个房间进行消毒时，关灯后间隔3~4分钟才能再次开启紫外线灯。

紫外线灯消毒时人员应离开房间。如不能离开,则应保护好眼睛及皮肤,可戴墨镜或用纱布遮盖双眼,面部、肢体用被单遮盖。紫外线灯管要保持清洁,可每周2次用99%酒精棉球擦除表面灰尘、油垢。紫外线灯管有效消毒使用时间约为1000小时。

(3)化学药物喷雾与熏蒸消毒法:消毒剂的喷雾与熏蒸一般不宜在家庭使用，当家庭成员患传染性疾病时可在护士指导下使用。常用空气消毒剂有:含氯消毒剂、过氧乙酸、醋等。消毒剂可在药房或化学试剂商店买到。

喷洒法：消毒前将房间密闭，按每立方米用0.1%~0.2%过氧乙酸8毫升计算所需的消毒剂量,加入喷雾器

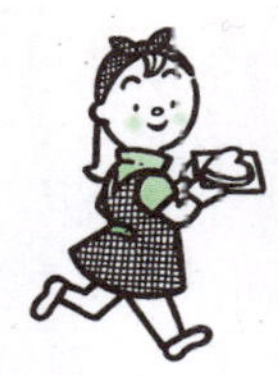

进行喷洒消毒，喷洒时按从里到外、从上至下的顺序进行。喷洒后密闭门窗1小时，其后随即打开门窗通风。使用时注意个人防护。

熏蒸法：消毒前将房间密闭，按每立方米用15%过氧乙酸7毫升计算所需的消毒剂量，置于瓷或玻璃器皿中加热煮沸蒸发，熏蒸2小时，其后随即开门通风。使用时注意个人防护。

食醋熏蒸：醋适量，加等量的水，置于瓷或玻璃器皿中加热煮沸蒸发，密闭门窗2小时后开窗通风。

60.碗筷如何消毒

(1)煮沸法：煮沸是碗筷等食具最简便且可靠的消毒办法。在进行煮沸消毒时，水一定要满过碗筷，并且碗、杯等不应叠放，这样可使沸水充分接触碗、杯的各个部位。煮沸时间5~10分钟(待水沸后开始计时)，如怀疑有肝炎病毒等传染性较强的微生物污染，煮沸时间应为15~20分钟。

(2)蒸汽消毒法：家庭蒸汽可采用蒸锅，水烧开冒出蒸汽后蒸10~15分钟。也可用高压锅，将碗筷放入高压锅内架上，加一定量的水，水烧开产生蒸汽后计时。1分钟可杀灭一般细菌，5分钟可灭活乙型肝炎病毒。

(3)远红外消毒柜：远红外碗筷消毒柜采用干热消毒法，温度达125℃，维持15分钟。此法消毒效果好，但对碗筷的损坏大。消毒后待冷却再打开箱门，以免烫伤及防止碗盘破裂。

(4)消毒剂浸泡消毒法:不耐高温的食具可采用此法。常用的消毒剂有含氯消毒剂(如含500毫克/升有效氯的施康)、0.5%~1%过氧乙酸等，消毒时需将碗筷完全浸没,浸泡时间10~30分钟,消毒后用清水冲洗干净。

61.床单、棉被、衣服、毛巾如何消毒

床单、被套、枕套、衣服等棉布织品一般采用洗涤消毒法,可放入洗衣机用肥皂或洗衣粉进行洗涤,洗完后晒干或烘干。毛巾可以用煮沸的方法进行消毒,煮沸15~20分钟。如果是传染病人用过的衣物应先消毒后拆洗,反之易造成污染。棉织品可直接煮沸20~30分钟,不耐高温的化纤物品或纯毛制品可以用化学消毒液浸泡(如84消毒液、施康等),如用250毫克/升有效氯的含氯消毒剂浸泡30分钟,然后再进行洗涤。较大的被褥洗煮不便,可以置阳光下曝晒4~6小时,翻动一两次,使每一部位都晒到。

62.抽水马桶如何消毒

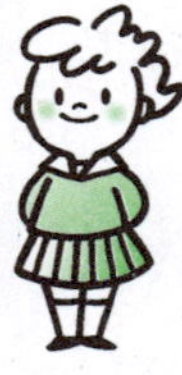

抽水马桶使用频繁，每次用后冲洗产生大量气溶胶沉积于抽水马桶各种表面上,尤其污染马桶坐垫圈,因此彻底的清洁消毒是非常重要的。可用装有粉状含氯消毒

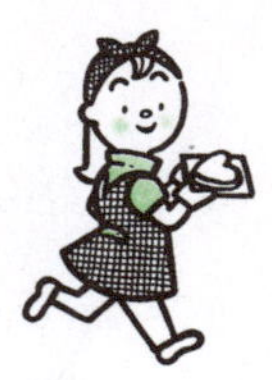

剂的小布囊或消毒块挂在抽水马桶冲洗缘，消毒剂随每次冲洗释放部分进入抽水马桶。这样可大大减少抽水马桶本身的污染。同时，每日应用市售的洁厕灵等对座便器、马桶坐垫圈、马桶盖进行清洁刷洗。

63.浴缸如何消毒

家用浴缸每次用好后应用浴缸清洗剂彻底刷洗干净，同时定期用84消毒液或施康对浴缸进行消毒。方法：含有效氯250~500毫克/升的84消毒液或施康（即1毫升原液加水10~20毫升）擦拭浴缸，保留30分钟后清洗干净。

64.为何提倡使用公筷

人们在日常生活中常常集体用膳，如亲朋好友、同事的聚餐。共同用膳的人中有可能存在健康带菌者，也有可能存在某些传染病病人，如果不使用公筷，有害病菌就有可能污染菜肴，对用膳者的健康造成危害。许多人认为，家庭成员之间相互了解，就不需要使用公筷。其实不然，每个成员对家庭以外的外界接触广泛，很有可能会带有某些病菌甚至是传染性较强的病原微生物。因此，无论是在家中还是外出集体用餐，都应提倡使用公筷。

65.剃须刀、修面刀、牙刷为何不能共用

某些通过血液传播的传染病如乙型肝炎、丙型肝炎、艾滋病等,可通过剃须刀、修面刀、牙刷传播。只要刀片或牙刷上受到病人少量血液、体液污染,再接触到正常人细小的伤口,就可能造成疾病传播。因此,剃须刀、修面刀、牙刷不能共用。

(俞霁明)

66.简易通便适用于哪些情况

简易通便是指采用简而易行、经济有效的措施,协助病人排便,解除便秘的方法。适用于老年人、婴幼儿、体弱久病、长期卧床的便秘病人,以及因饮食结构紊乱或生活环境改变而导致的暂时性便秘病人。所用的通便剂为高渗和润滑剂所制成,具有吸出组织水分,稀释、软化粪便和润滑肠壁、刺激肠蠕动的作用。

67.常用简易通便的方法有哪些

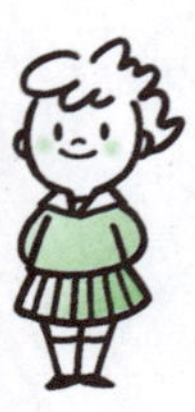

(1)开塞露法:使用时将顶端剪去并修光,以免损伤肛门;嘱病人屈膝侧卧(以左侧卧位为宜),先挤出药液少许润滑管口及开塞露插管前端,然后插入肛门,将药液全部挤入后,拔出开塞露,手拿卫生纸抵住肛门口,以防开

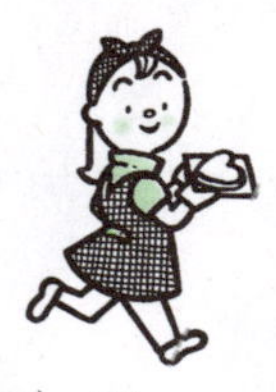

塞露液流出,并对患者腹部进行按摩,以促进肠蠕动,嘱病人忍耐 5~10 分钟后再排便。

(2)肥皂条法:将普通肥皂削成圆锥形(底部直径 1 厘米、长 3~4 厘米),蘸温水后慢慢塞入肛门内,利用肥皂条的刺激作用而引起排便。

(3)甘油栓通便法:甘油栓是由甘油明胶制成,为无色透明或半透明栓剂,呈圆锥形,具有润滑作用。使用时将甘油栓取出,操作者戴手套或手垫卫生纸,捏住栓剂较粗的一端,将尖端插入肛门内 6~7 厘米,用纱布或卫生纸抵住肛门口轻揉数分钟,利用机械刺激和润滑作用而达到通便目的。

(4)人工取便法:适用于顽固性便秘、对药物通便及上述通便法无效和直肠内硬便堵积者。其方法是嘱患者屈膝侧卧,操作者戴上橡胶(或一次性)手套,或将塑料薄膜套在食指上,另取报纸或手纸叠成方形,中间剪孔(仅容食指通过)套在食指上;食指蘸上润滑剂(可用开塞露、凡士林、肥皂液等)后,轻轻接触肛门,向四周轻压不断扩张肛门括约肌,同时逐渐深入肛门内,进入后稍停片刻,让患者稍适应,再慢慢将粪便掏出。

(5)按摩法:在左中下腹部(相当于乙状结肠部位),用右手食、中、无名指深深按下,以顺时针方向由近心端向远端作环状按摩,每次 5~10 分钟,每日 2 次,可帮助排便。

68.简易通便法注意事项有哪些

简易通便时应注意以下事项：

(1)肛门周围皮肤溃疡、肛裂及肛门有剧烈疼痛者，均不宜使用肥皂条通便法。

(2)动作轻柔，避免损伤肠黏膜或引起肛门周围水肿。

(3)不宜使用器械掏取粪便，以避免误伤肠黏膜而造成损伤。

(4)通便时，应注意观察病人，询问病人有无不适，如发现病人面色苍白、出冷汗、疲劳时，必须暂停，休息片刻后再通便。

69.何谓导尿、间歇导尿、留置导尿

导尿是指将导尿管经尿道插入膀胱，引出尿液的一种方法，同时可以通过导尿管进行膀胱冲洗而达到治疗目的。

间歇导尿是指导尿管插入膀胱、引出尿液或进行相应的治疗后即拔出导尿管，根据需要再次进行导尿的一种方法。

留置导尿则是将导尿管留置于膀胱内，固定导尿管，外接集尿袋。留置导尿管数天或更长时间。

导尿须由医护人员在严格无菌技术下操作。

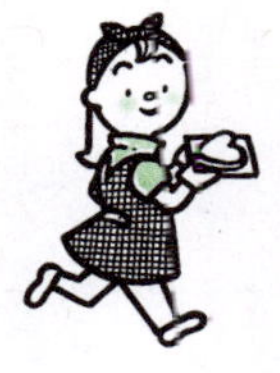

70.哪些情况需要留置导尿

反复导尿和长期留置导尿管会引起尿道和膀胱黏膜的损伤，使尿道失去冲洗自净的功能，容易引起尿路感染。如无特殊需要，尽量不作留置导尿。留置导尿适用于以下情况：

(1)为尿潴留病人放出尿液，以减轻病人痛苦。

(2)尿失禁病人会阴部有伤口者，留置导尿管以保持会阴部清洁干燥，防伤口感染。

71.导尿管如何固定

现在一般都使用双腔气囊导尿管，导尿管插入后，一腔接集尿袋，另一腔注水 20~30 毫升，注水后轻轻向外拉导尿管，直至感觉到有阻力，然后用胶布固定导尿管于大腿内侧。避免用力外拉导尿管，同时避免折叠和扭曲导尿管，以保持引流通畅。

72.如何防止尿液逆流

集尿袋中尿液逆流入膀胱，容易将细菌带入膀胱，引起尿路感染。因此，在日常护理中要注意避免尿液逆流。

(1)集尿袋固定于床边，位置要低于身体部位。引流管及集尿袋不可高于耻骨联合(平卧时相当于大腿根部的位置)。

(2)病人离床活动时,可将导尿管夹紧,定时开放导尿管。如导尿管不夹紧,则集尿袋应低于病人臀部水平。

73.如何保持会阴部清洁

用温水清洁会阴部,每日早晚两次。清洁顺序为先尿道口周围,从右到左,从上到下,擦一下换一个棉球或毛巾换一面,切忌来回擦洗或先擦肛门。如分泌物较多或大便污染则随时擦洗。温水擦洗后用1%碘伏消毒液擦拭尿道口周围。清洗会阴的毛巾每次用后清洗,并在阳光下暴晒4小时左右,或煮沸消毒;病人的内裤每天更换,保持衣被清洁。

74.为何要多饮水

多饮水可以使尿量增多,达到生理性冲洗膀胱的作用,有利于预防尿路感染;同时,多饮水可稀释尿液,防止尿中一些物质析出而形成结石的核心,有利于预防尿路结石。因此要多饮水,一般无出汗的情况下每日饮水2000毫升左右,出汗时则相应增加,使每日尿量达1500毫升以上。

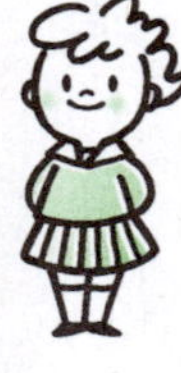

75.如何锻炼膀胱功能

长期留置导尿,会使膀胱失去良好的收缩舒张的功

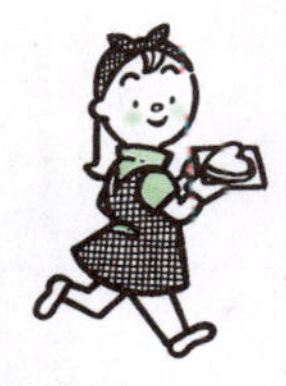

能，不能很好地储存和排出尿液。故在留置导尿期间亦应锻炼膀胱，以便在拔除导尿管后能保持正常的排尿功能。锻炼方法是：夹紧引流管，初起每隔 1~2 小时开放引流管一次，放完尿液后，用手掌以柔力自膀胱上方持续向下压，促使膀胱内尿液尽量排尽，然后夹紧导尿管。待病人习惯后逐渐延长至每隔 3~4 小时开放引流管一次。

76.如何更换尿袋

更换尿袋前应做好准备工作：清洁周围环境后，打开门窗，通风后关闭门窗；准备无菌集尿袋一只及消毒液、无菌棉签；用肥皂彻底清洗双手，尤其是指腹。

更换尿袋步骤：用夹子夹住引流管，检查无菌集尿袋外包装是否完好以及有效日期；打开无菌集尿袋包装，检查集尿袋有无裂缝后转紧集尿袋下方的活塞，挂于床栏处。把外包装垫于引流管与集尿袋的连接处，左手拿起引流管，右手持浸有消毒液的棉签在连接处以一点为中心作环形消毒，然后以连接处为界上下各消毒 2 厘米，分离引流管与集尿袋，把集尿袋管夹于左手小指与无名指之间，再用浸有消毒液的棉签消毒引流管的横截面后，接上新的集尿袋管，打开夹子，检查引流是否通畅，最后处理换下的集尿袋。

77.留置导尿时出现哪些情况须请医生处理

正常尿液呈淡黄色,澄清、透明。当尿液出现以下情况时,须请医生处理:①尿液颜色呈红色或棕色,或者尿液混浊,沉淀或出现结晶;②气囊内的水抽出后,导尿管不能拔出时,请勿用力拔,须到医院处理;③导尿管自行滑出,而病人又不能自解尿者;④病人诉腹胀,下腹部膨隆,检查管道无扭曲、受压,集尿袋内无尿液流出;⑤病人出现不明原因的发热症状等。

78.眼药的种类及作用有哪些

(1)消炎抗生素类眼药:常用的有氯霉素、利福平、诺氟沙星、润舒、红霉素等眼药水或眼药膏等。主要适用于眼睑、泪道、结膜、角膜等部位的感染性炎症,或手术后感染的预防与治疗。

(2)抗病毒类眼药:常用的有病毒唑、羟苄唑、环胞苷等眼药水。适用于单纯疱疹性角膜炎或流行性出血性角膜炎等病症。

(3)皮质类固醇激素类眼药:常用的有可的松、氟美松、典必舒等眼药水。主要适用于过敏性炎症、内因性非感染性炎症以及外伤、手术后反应性炎症,也可以用于近视眼手术后。

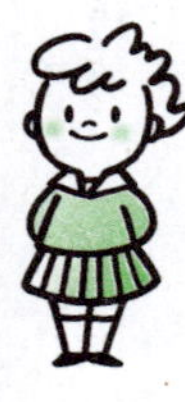

(4)抗青光眼类眼药:如匹罗卡品、噻吗心安、贝特舒

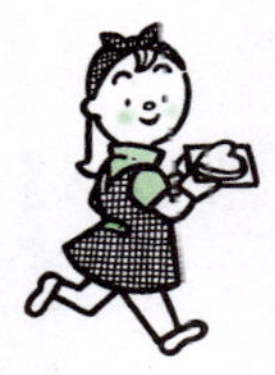

等眼药水或眼药膏。这类药品应由医生根据病人的青光眼类型和眼压控制情况选择使用,必须遵循医嘱。

(5)散瞳类眼药:常用的有阿托品、后马托品、美多利等眼药水或眼药膏。主要用于验光、眼底等散瞳检查,也可用于严重的角膜炎、虹膜睫状体炎和手术前后。此类药品必须遵医嘱。

(6)非皮质类固醇类激素消炎眼药:如欧可芬、加贝、双氯灭痛等眼药水。与皮质类固醇类激素的作用相似,主要用于非感染性炎症。

(7)白内障防治眼药:常用的有法可林(治瘴宁)、卡他灵(白内停)、卡林-U、珍珠明目等眼药水。目前这类药物的疗效尚未肯定,或有抑制延缓白内障发展的作用。

(8)其他眼药:硫酸锌、人工泪液、色甘酸钠等眼药水。主要用于减轻视力疲劳、湿润眼球、抗过敏等。

79.如何用眼药

取仰卧位或坐位,头略后仰的姿势。

(1)滴眼药水时:右手拇指和食指轻轻分开上下眼睑,避免压迫眼球。眼睛向上看,左手持眼药水,药瓶或药管的开口不能接触眼睛。可先将药液滴入下睑和眼球之间的间隙(下穹隆)1~2 滴,再将上睑轻轻提起然后松开,轻轻闭眼一两分钟。

(2)涂眼药膏:将药膏挤入下穹隆内,注意一边挤入一边平行移动眼药膏，使挤入的眼药膏呈条状涂在该间隙内，若不是软管包装，可采用玻璃棒涂药法。涂完药后轻轻闭眼并转动眼球，使眼药膏分布均匀。

80.滴眼药水时的注意事项有哪些

滴眼药水时要注意：

(1)滴眼药水前应仔细阅读药品说明书，或遵医嘱用药。

(2)滴眼药水前应仔细查瓶签，检查药物是否过期、混浊、变色；用完后妥善保管，切忌将眼药水与其他外用药水混放在一起，以免造成误用；眼药水宜保存于4℃的环境中；有些药物，如治疗青光眼的依色林、贝他根应避光保存。

(3)滴眼药水前应用棉球拭去眼部分泌物，以免冲淡药液。

(4)滴眼药水时滴管应距眼3~5厘米，以免触及睫毛污染滴管或碰伤眼球；注意勿将眼药水直接滴到角膜(黑眼珠)上，以免刺激眼睛；涂眼药膏前，注意软管口不可触及眼部，以免被污染。

(5)滴完药后轻轻闭眼，再用手指稍加按摩。如系手术及眼外伤病人，切忌用力压迫眼球。

(6)滴完眼药水后应压迫泪囊(内眼角稍下方)，以免药液顺鼻泪管流向鼻腔导致药效降低，或通过鼻黏膜吸

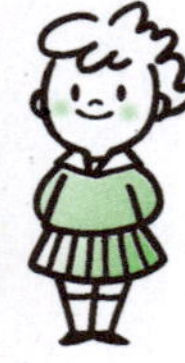

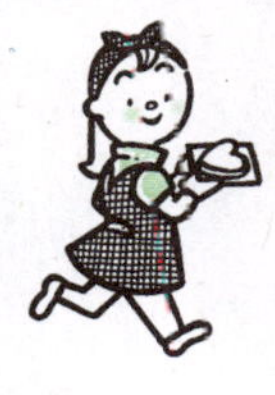

收造成不良反应,这一点对于小儿尤其重要。

(7)需滴两种以上药液时,两药间至少应相隔3分钟;先滴眼药水,后涂眼药膏;先滴刺激性弱的药物,后滴刺激性强的药物,以减轻病人的不适。

(8)如果眼药是混悬液,滴眼药前需先摇匀。

(9)眼药膏能在眼内停留较久,可因油膜而出现视物不清,故应在睡前用药为宜,以保证夜间结膜囊的药物浓度。

(10)已打开的眼药水久置不用,一般不能再用,如必须用,则一定要检查眼药水的色泽、透明度、有无霉菌(棉絮状物)等。

(11)用药后出现明显的刺激症状,如红、痒、痛等,应立即停药,到医院复诊。

(12)不可使用已变色、过期的眼药水。

81.耳药的种类及作用有哪些

(1)油剂类耳药:是一种以甘油为溶媒的滴耳剂。常用的有:①4%硼酸甘油:有较弱的抑菌作用,无刺激性,用于治疗急、慢性外耳道炎;②1%石炭酸(酚)甘油:有杀菌、消炎、镇痛和止痒作用,用于治疗外耳道炎、耳道疖肿及早期急性中耳炎;③1.25%~2.5%氯霉素甘油:对革兰氏阳性及阴性细菌都有抑菌作用,用于治疗急、慢性化脓性中耳炎。

(2)酊剂类耳药:是将药物溶解于酒精中的滴耳剂。

常用的有①1%~2%水杨酸酒精:具有止痒、防腐、抑制真菌作用,主要用于外耳道真菌病;②1%~2%冰醋酸酒精:本品对绿脓杆菌有抑制及杀灭作用,用于绿脓杆菌感染,如慢性化脓性中耳炎。

(3)溶剂(水剂)类耳药:这类滴耳剂多为抗生素制剂。常用的有:①复方新霉素滴耳剂:含有新霉素和醋酸可的松,具有消炎、消肿、使肉芽消退作用,用于急、慢性化脓性中耳炎;②泰利必妥滴耳剂:为喹诺酮第三代抗菌素,对葡萄球菌、链球菌、变形杆菌、绿脓杆菌、流感杆菌等菌属均有抑制和杀灭作用,适用于急、慢性化脓性中耳炎、外耳道炎、鼓膜炎;③环丙沙星滴耳剂:作用和用途同泰利必妥滴耳剂。

82.如何滴耳药

取侧卧或将头偏向一侧肩部,使患耳朝上。操作者一手牵拉外耳部(成年人应将其耳廓向后方牵拉,小儿的耳廓则应向后下方牵拉),使外耳道成一直线,另一手持滴管将药液滴入耳廓腔内,使其沿着耳道壁流入耳道内;再轻轻按压耳屏(耳的前方突起部分)数次,促使药液流入耳道深处;保持侧卧位数分钟,使药液与中耳黏膜有充分接触,然后塞一消毒棉球于外耳道口。每日滴药3次即可。如果由病人自己滴药,则以健耳侧手向后上方牵引耳廓,病耳侧手持滴管将药滴入耳道内。

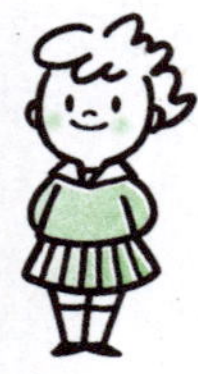

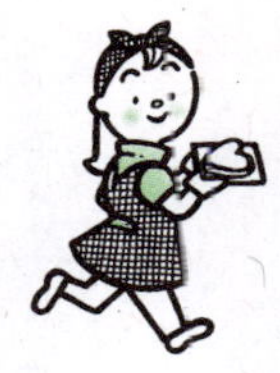

83.滴耳药时的注意事项有哪些

滴耳药时应注意：

(1)滴药前将患侧外耳道内的分泌物，用3%双氧水或消毒生理盐水清洗，消毒棉签拭净，以免药液失效或作用减弱。

(2)滴耳药的温度最好与体温相近，避免过冷的滴耳药刺激耳膜引起不良反应，特别对于眩晕、年迈体弱者，更应注意药液的温度，因为冷刺激能引起眩晕、恶心等反应。为避免冷刺激，可将药瓶握在手中数分钟，使药水温度接近体温。

(3)由于外耳道具有一定的弯度，滴药时，必须先将外耳道按一定的方向拉直。

(4)滴药时滴管口不可触及耳部，以免污染药液。

(5)滴药量依病情而异，一般是1~2滴，按医嘱滴入所需药量。

(6)软化耵聍时，每次滴药量可适当增加，最好是在睡前滴药。

(7)几种药液同时使用时，应间隔1~2小时后交替滴入。

(8)如系昆虫类异物，可滴入酒精、2%酚甘油或植物油等，使其活动受限，窒息死亡，滴入几分钟后再取出虫体。

(9)不可使用已变色、过期的耳药水。

84.鼻药的种类及作用有哪些

滴鼻剂的种类很多,作用也各不相同。因此,选用时一定要有针对性,才能获得良好的治疗效果。常用的滴鼻剂种类及作用如下。

(1)血管收敛剂:最常用的为1%盐酸麻黄素滴鼻剂。这种滴鼻药水能够收缩黏膜血管、消除鼻黏膜充血肿胀,解除鼻塞,改善鼻通气;作用迅速而持久,用药1分钟即可见效, 药效能持续2小时左右, 且不会发生继发性充血;可用于治疗急性鼻炎、急性鼻窦炎;少量鼻出血,也可用药棉蘸少量溶液塞于出血侧鼻内,起止血作用。儿童使用麻黄素滴鼻液浓度以0.5%为宜。

(2)抗过敏滴鼻剂:如麻黄素、苯海拉明滴鼻液、麻黄素可的松滴鼻液都能减轻过敏反应引起的鼻黏膜充血、水肿和渗出。

(3)抗生素与磺胺药滴鼻剂:如麻黄素新霉素滴鼻液,适用于鼻塞并伴有脓涕的病人; 这些药都能抑制细菌生长和繁殖,又能减轻充血,有通气作用。

(4)鼻黏膜刺激、润滑剂:常用的刺激剂有复方薄荷油、1%碘甘油等,能使鼻黏膜血管扩张,分泌增加,减轻干燥症状,恢复黏膜功能,可用于萎缩性鼻炎;常用的黏膜润滑剂有鱼肝油、石蜡油等,能促进黏膜润滑,发挥机械性保护作用。

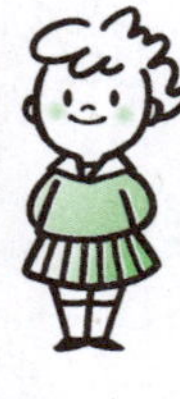

(5)黏膜腐蚀剂和黏膜硬化剂:黏膜腐蚀剂用于治疗

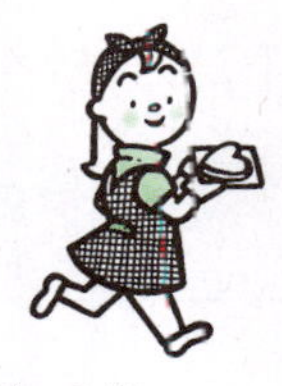

局部糜烂、出血，主要有5%硝酸银、30%三氯醋酸、纯石炭酸等；黏膜硬化剂用于鼻甲黏膜内注射，治疗慢性、单纯性鼻炎，常用的是5%鱼肝酸钠、80%甘油等；由于这类药物作用强烈，所以均应由专科医生局部治疗应用。

85.如何滴鼻药

滴药方法有两种。

(1)头后伸位滴药法：病人后仰，头向后垂使鼻孔朝天，将药液滴入患侧或双侧，每侧4~5滴，滴后轻捏鼻翼数次，休息5分钟再起来，使药液充分和鼻腔黏膜接触；每日滴药3~4次。

(2)头低侧向位滴药法：病人侧仰，头偏向患侧并向肩部垂下，使头低于肩部，滴入药液5分钟后坐起。

86.滴鼻药时的注意事项有哪些

滴鼻药时应注意：

(1)向鼻内滴药时，滴管头不要碰到鼻部，以免污染药液。

(2)不能长期依靠滴鼻液来改善鼻腔疾病，当药液使用效果越来越差时，应停止使用，请专科医生诊治，以免丧失治疗时机。

(3)滴鼻净长期滴用，可导致药物性鼻炎，如并发萎缩性鼻炎、鼻息肉、鼻窦炎、中耳炎等，故不可滥用。儿童不宜使用滴鼻净。

(4)不可使用已变色、过期的鼻药水。

87. 常用的坐浴液如何配制

何谓坐浴？

将臀部坐在浴盆内，使外阴泡在坐浴液内，起到浴股臀、浴阴、浴肛的作用，从而洗去外阴周围皮肤脱落细胞、污垢和各种有害微生物(即化脓性细菌、癣菌和病毒)的方法。选择适当的坐浴液，可起到一定的治疗作用。

常用的坐浴液为PP溶液，又名高锰酸钾溶液，是受人们欢迎的收敛、消毒溶液。不同浓度的配制方法以及作用如下：①0.01%的高锰酸钾水溶液（即10000毫升的水内放入pp粉1克)，可以用于阴道冲洗；②0.02%的溶液（即5000毫升的水内放入pp粉1克)用于坐浴，治疗白带过多及肛门疾患等；③0.05%的水溶液(即2000毫升的水中放入pp粉1克)清洗外阴，可以预防性交频繁引起的泌尿系统感染；④0.1%浓度的水溶液(即1000毫升水内放入pp粉1克)浸泡15分钟，可以治痔疮的痛痒并防止感染，促进脱出的痔核复位，可以杀死避孕套破裂而漏入阴道的精子等。

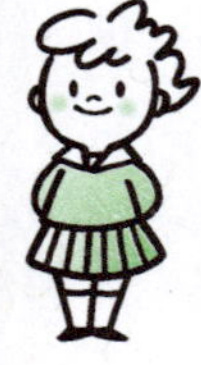

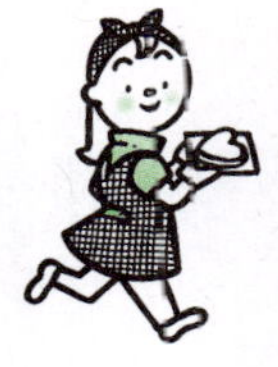

88.如何进行坐浴

坐浴的具体方法是：先清洁、消毒坐浴盆，然后把坐浴盆置于坐浴椅或座便支架上，倒入坐浴液，以浴盆的1/2满为宜，将温度调至38~43℃(手腕内侧放入水中不感到烫为宜)，嘱病人排便后坐入盆内浸泡20~30分钟，擦干臀部即可。

89.坐浴时应注意哪些事项

坐浴时应注意：

(1)热水坐浴时当水冷却后应加热水，但要避免烫伤。

(2)坐浴时同时作提肛练习(即有意识收缩肛门)，可增强肛门括约肌的功能，加速静脉血回流，对痔和前列腺疾病有益处。夏天可用冷水坐浴，冷水坐浴可增强肛部血液循环，同时有提肛缩肛功效。

(3)患有股癣湿疹者忌用热水烫洗。

(4)坐浴后应用干而柔软的毛巾擦干，先擦外生殖器、股上部，再擦臀部，最后擦干肛门；坐浴的毛巾、浴盆要专人专用，并定期用肥皂洗净，在烈日下曝晒或煮沸消毒。

(5)阴道出血、月经期、妊娠末期与盆腔器官有急性炎症时不宜坐浴，以免引起感染或使炎症扩散。

(6)用pp粉坐浴还须注意以下几点:①pp溶液坐浴时浓度要适中,因为PP粉为一强氧化剂,还原后形成的二氧化锰与蛋白结合成蛋白盐的复合物,故在低浓度有收敛作用,高浓度时有刺激和腐蚀作用,配制时,应注意浓度的准确,以防浓度过高引起灼伤;②高锰酸钾不可与还原剂如甘油、碘、糖等混合,以免引起爆炸;同时注意pp溶液要现用现配,置久会失效。

90.何谓人工肛门

人工肛门即结肠造口术。即把病变的结肠或直肠部分切除后,将近端的肠子从腹腔拉出并反转,缝于腹部表面,形成一个开口,在医学上称为结肠造口,就是一般俗称的人工肛门。它的目的是使大便排到体外,解除肠梗阻,使粪便不再流入远端结肠,减轻症状,减少感染,改进全身情况。

91.人工肛门如何更换粪袋

人工肛门没有正常的控便功能,为防粪便外溢,需外接粪袋,粪袋需经常更换。更换粪袋的步骤如下:

(1)应先测定造口大小,选择合适的粪袋。

(2)清洁造口及周围皮肤并用软纸擦干。

(3)去除胶片外面的粘纸贴于造口位置,轻压胶片环

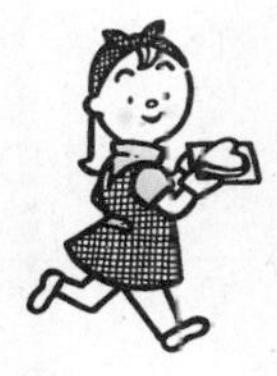

及其周围，使其紧贴皮肤；用防水纸胶贴于胶片周围，防止洗澡时水渗入胶片内。

(4)将粪袋尾端包住夹子再与外夹相扣，再关闭夹子的一端。

(5)将粪袋两旁的扣洞用腰带扣上，稳固粪袋。

(6)粪袋内容物超过 1/3 时应将粪袋取下清洗，替换另一粪袋。

(7)粪袋取下后打开粪袋夹，使粪便流入马桶，清洗晾干后备用。

简易粪袋制作：简易粪袋是用 2 个硬纸板圈和 1 个塑料袋制成，将硬纸板剪成 2 个圆圈，内缘修剪与造口大小相同，外缘与塑料袋口大小相同，将塑料袋置于 2 圈之间，外圈贴以粘膏，再将两个圈钉在一起。造口周围皮肤涂安息香酸酊，皮肤和粘膏面涂火棉胶，使皮肤与粘膏面粘连，使袋与皮肤封闭；排空粪袋时将袋的末端剪开，排空后用胶带结扎闭合。

更换粪袋时应注意：

(1)清洁皮肤时应由内而外擦拭。

(2)必须将造瘘口周围及皮肤擦干，皮肤保护膜才能紧贴皮肤。

(3)周围皮肤避免接触到油性物质，以免妨碍粪袋的粘性。

(4)若更换粪袋时，仍不断从造瘘口排出排泄物，可在造瘘口周围围上一条纱布吸附排泄物，以免沾到皮肤。

92.如何护理人工肛门周围皮肤

人工肛门周围皮肤常因潮湿和粪便的渗出而引起炎症,因此做好周围皮肤护理十分重要。

(1)清洁皮肤:每次更换粪袋时用生理食盐水棉球或微温清水棉球清洗周围的皮肤,由外向内擦拭。

(2)保护皮肤:选择合适的粪袋,及时更换,防粪便溢出而刺激皮肤;清洁皮肤后涂皮肤保护剂。常用的皮肤保护剂有镁乳、氧化锌软膏、铝糊等;桐胶与甘油合剂、梧桐胶与自然陶土混合剂和明胶、果胶、羧甲基纤维素钠与异丁基物质合成剂是术后常用的皮肤保护剂。

(3)皮肤刺激症状的处理:由于潮湿及粪袋粘贴,甚至粪便的刺激,周围皮肤常出现红肿甚至糜烂等情况。皮肤轻度红肿,经温水清洗皮肤,完全干后撒上梧桐胶粉,敷皮肤保护剂, 干后再放置造口袋, 同时不吃刺激性食物,遵医嘱用药,使稀粪变干,减少刺激。严重皮炎可能由于造口袋的口不合适、漏出、粘着物的变态反应或酵母菌感染引起,可用抗酸溶液或肥皂水清洗造瘘口周围皮肤,涂一薄层镁乳或氧化锌软膏,干后再放置造口袋,每日更换。酵母菌或真菌感染多在炎热季节和造口袋下潮湿时发生,清洗皮肤,干后撒上少量制霉菌素粉剂,再放置造口袋 48 小时,需要时再用 1~2 次。若周围皮肤溃烂,则应请医师诊治。关键是饮食调理,避免稀便。最好是定时

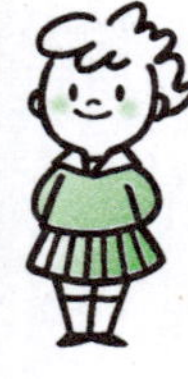

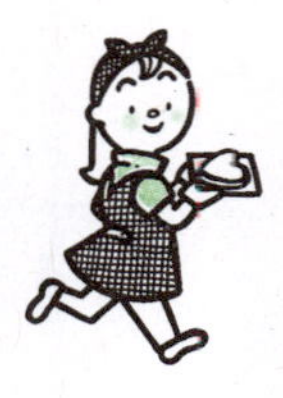

排便,不用粪袋,而用肛塞。

(4)观察造口黏膜:造口黏膜颜色应是深红色或红色,若颜色苍白、暗红,可能暗示循环有问题,应就医诊治;造口的黏膜常常会有少量的出血,它的起因很多,如衣服、器具等的压迫,打喷嚏、咳嗽而腹压增加,喝酒过多、下痢等而引起造口毛细血管的破裂。如果偶尔出血,不必担心,若出血量大、持续时间长,应到医院诊治。

93.人工肛门术后饮食应注意哪些问题

人工肛门失去了正常的控便功能,生活饮食上应注意:

(1)应均衡饮食,细嚼慢咽,愉快进食,维持机体营养需要。

(2)要定时定量、规律地进食,可促进规律地排便。

(3)避免食用会引起腹胀的食物,如洋葱、大头菜、豆浆、花生、汽水、啤酒、可乐、马铃薯、油炸食物等。每个人体质不同,对食物的反应有差异,应依个人经验调节。

(4)宜进易消化的食物,避免太稀和粗纤维太多的食品,以谷类食物为主食,适当食用豆制品类、蛋、鱼,另加菜汤果汁。为便于大便成形,使大便干燥,便于清洁处理,可适当进食红薯、马铃薯等。

(5)腹泻时多食清淡、低渣易消化食物,如粥、面条等,注意水分的补充,严重的腹泻应遵医嘱治疗。

(6)便秘时多食蔬菜水果以及适当运动,建议早餐前喝一杯温水,以刺激肠蠕动,也可以服液状石蜡油或麻仁滋脾丸,使粪便稀软滑润。

(7)香料多的饮食可引起皮肤烧灼感觉,应减少食用。

94.如何训练定时排便

(1)每日晨、晚各采用腹部加压等措施,以促进排便,从而形成一定程度的规律性排便习惯。

(2)要定时定量、规律地进食,促进排便规律形成。

(3)可采用造瘘口灌洗法训练排便习惯。利用一般灌肠原理,以温水灌注入肠道而刺激肠蠕动,以便在较短的时间内彻底排泄肠内容物。在病人术后6~10天开始灌洗,一般在早餐后或晚餐后定时进行。灌洗时间间隔最初为24小时,以后酌情延长至48或72小时,甚至可每周一次,从而达到人为控制排便的目的,同时也促进排便习惯的养成。

95.何谓气管套管

鼻、咽、喉、气管是人体呼吸和排痰的腔道,当喉部长了肿瘤以及其他原因引起喉部堵塞,呼吸不畅,有的就需要在颈部前面的气管切开一个洞,插入金属气管套管,使气管与外界相通,依靠这套管来呼吸。金属的气管套管分外套管和内套管,外套管一般不更换,而内套管则需每日更换。现在有些医院已用塑料气管套管代替金属气管套

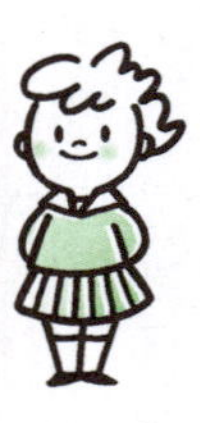

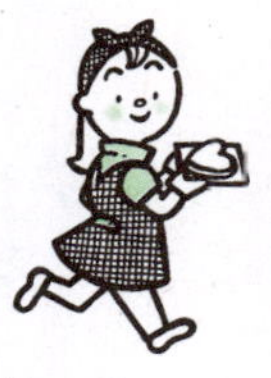

管，塑料气管套管没有内外套管之分，不需经常更换，更为简洁、方便。

在气管切开期间，每日更换内套管1次，分泌物过多过于黏稠，则视需要取出内套管，按无菌方法处理后再放入外套管中。内套管的处理需请护士来做。

96.气管切开后如何预防肺部感染

肺部感染是气管切开术后最常见的并发症，应重视预防。

(1)经常翻身叩背：长期卧床病人，容易引起肺部感染，应经常翻身叩背，促进肺部血液循环，提高肺部抗病能力，同时通过叩背，促进痰液松动易于咳出。拍背的方法为：手成背隆掌空的杯状，以这种手形于背部从下往上、从外往内叩打。叩击不可在裸露的皮肤上进行，也不可使病人感到疼痛；不可在肋骨以下、脊柱或前胸上叩拍。

(2)有效咳嗽训练：根据病人的病情，帮助病人经常进行有效咳嗽，防止痰液潴留。有效咳嗽的方法：让病人先深吸气使声带关闭，随之胸腹肌骤然收缩，继尔打开声门将气冲出的咳嗽方法。这种方法效果好，但胸腹部有伤口的病人会增加痛苦。

(3)深呼吸练习：病人仰卧位，膝下垫枕，使腹肌松弛以利呼吸。采用深而慢的动作呼吸，必要时可在腹部加压训练。深呼吸锻炼呼吸功能，促进肺泡的活动，预防肺不张，对预防肺部感染有重要意义。

(4)多饮水：多饮水可以稀释痰液，有利于痰液排出。每天饮水2000毫升以上，遇出汗要相应增加。病人如有心、肾功能不全，有浮肿情况时不宜大量饮水。

(5)避免交叉感染：气管切开长期戴气管套管者尽量不要外出，不要在空气污浊场所或人群拥挤的地方逗留，如电影院、公共汽车站等；勤洗手，当家中有人感冒时，应适当隔离；室内每日通风，保持空气清新。

97.气管切开后如何预防痰液滞留

气管切开病人呼吸道水分丢失增加，易造成痰液干燥、结痂和滞留，容易导致肺部感染。因此，特别要注意预防痰液滞留。具体方法有：

(1)保持室内相对湿度在65%~75%之间，空气干燥时可采取室内地面洒水，或湿拖把拖地，或采用雾化器喷雾来增大湿度。

(2)在病人的气管套管开口处覆盖1~2层无菌湿纱布，起到过滤空气、湿润空气的作用。寒冷干燥的冬季更应注意这一点。

(3)内套管每日要定时取出清洗、煮沸消毒，及时清除呼吸道内分泌物。

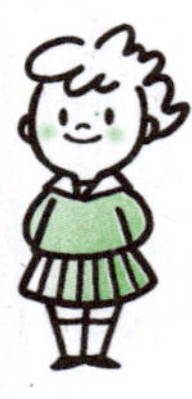

(4)雾化吸入，使痰液稀释，易于吸出。

(5)定时翻身、叩背，鼓励咳嗽，辅助排痰，保持呼吸道通畅，并注意观察痰液的量、颜色、气味和黏稠度，根据

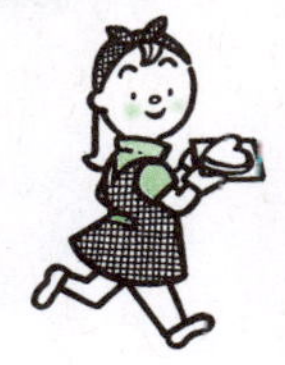

痰液性质配制湿化液，遵医嘱从内套管中滴入。

(6)多饮水，以补充呼吸道水分的丢失。

(胡叶文)

98.何谓褥疮

褥疮是由于身体局部组织长期受压，血液循环障碍，发生持续性缺血、缺氧，不能适当供给局部组织所需营养，以致局部软组织失去正常功能而形成溃烂和坏死。褥疮也称压力性溃疡或压疮。

99.褥疮的危害是什么

褥疮不是原发疾病，而是各种疾病，尤其是长期卧床病人的严重并发症。褥疮的危害极大，主要表现为：

(1)一旦发生褥疮，发展很快，局部糜烂、渗液，严重者创口深达骨头。使病人及家属感到紧张、害怕。

(2)褥疮部位疼痛，给患者肉体上带来痛苦。

(3)如不及时处理，可因创面感染引发全身性感染败血症而危及生命。

100.哪些部位易产生褥疮

褥疮易发生在缺乏脂肪组织保护、无肌肉包裹或肌层较薄的骨隆突处和受压部位。根据卧床体位姿势不同，易发部位主要有：

(1)仰卧位易发生褥疮的部位：枕部、肩胛部、肘部、背部脊椎体隆突处、骶尾部、足跟部位，尤以骶尾部易发。

(2)侧卧位易发生褥疮的部位：耳廓、肩峰部、髋部、膝关节内外侧、脚内外踝部位等。

(3)俯卧位易发生褥疮的部位：肩峰部、肋缘突出处、髂前上棘、膝前部、足趾等。

(4)坐位易发生褥疮的部位：坐骨结节处。

101.怎样预防褥疮

(1)增加营养、增强机体抵抗力：饮食多样化，注意荤素搭配、营养均衡。吃适量水果补充维生素。病情允许时，可给予高蛋白质、高维生素饮食。不能进食者可予鼻饲或静脉补液，以增强病人的抗病能力和组织修复能力。

(2)避免局部刺激：床铺应经常整理，保持平整无皱折，清洁、干燥无渣屑；对大小便失禁者应及时更换尿垫，温水清洗，保持皮肤的清洁干燥；对呕吐、出汗及分泌物多的病人应及时擦洗干净，保持床褥干燥。

(3) 避免皮肤擦伤：使用便盆时要帮助病人抬高臀部，不可硬拉硬塞，必要时在便盆边缘上垫以软纸或布，防止臀部皮肤擦伤。不可让病人直接睡在塑料布或橡胶单上，千万不能使用有破损的便器。

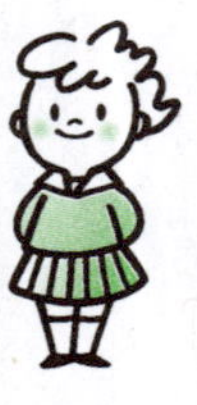

(4)促进局部血液循环：对容易发生褥疮的病人，要

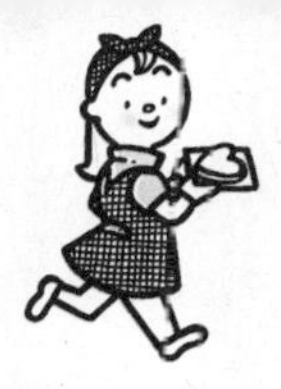

经常检查受压部位，经常用温水擦澡、擦背或用湿热毛巾进行局部按摩，以促进循环，改善局部营养状况。定期用50%酒精或红花油(红花 15 克、当归 12 克、赤芍 12 克、紫草 9 克，浸泡在 80%酒精 500 毫升中，4~5 天后即可使用)按摩全背或受压部位。按摩时手掌紧贴皮肤，自上而下，压力由轻到重，再由重到轻，做环形按摩。具体操作可按以下步骤进行：①病人取俯卧或侧卧位，用热水擦洗全身易受压部位及骨隆突处，同时仔细观察局部皮肤有无异常变化；②用 50%酒精或红花油做全背按摩，护理人员双手从病人骶尾部开始，沿脊柱两侧向上到两肩后向下作环形按摩，回到尾骨处，反复按摩 2~3 次；③护理人员用手掌大小鱼际紧贴病人局部皮肤作环行按摩骨隆突处，按摩时注意压力要先由轻到重，再由重到轻，每次需按摩 3~5 分钟，根据局部皮肤情况也可选用 50%酒精或红花油进行按摩；④护理人员五指并拢成空掌，从下到上反复给病人叩背，注意力度适宜，避免引起病人不适。

(5)防止局部组织长期受压：①鼓励和帮助卧床病人经常翻身，一般每 2~3 小时翻身一次，最长不超过 4 小时，必要时 1 小时翻身一次，翻身时应抬起病人，避免拖、拉、推等动作，防止擦伤皮肤；②病人骨隆突处、身体空隙处可垫软枕、棉垫、海绵垫，或使用气垫褥、水褥垫等来分散压力，使用夹板或其他矫形器械者，应注意松紧度。

(6)进行健康教育和心理干预：家庭成员要了解褥疮发生的原因和危害、以及预防的方法，并经常与患者交谈。鼓励患者要保持良好的心理状态、稳定的情绪，树立战胜疾病的信心，以积极的姿态配合家属做好各项预防和护理工作。

102.发生褥疮怎么办

一旦发生褥疮,应尽早治疗,并及时采取各种护理措施,使之不再继续发展。除继续做好以上预防褥疮的各项护理外,还应有针对性地祛除病因,增加翻身次数,并根据病人褥疮的分期采取相应的护理措施。

(1)淤血红润期:此期局部皮肤红、肿、热、麻木或有触痛。应避免局部受压,可每小时翻身一次,对局部多加按摩,避免潮湿、摩擦刺激等。

(2)炎性浸润期:此期皮肤呈紫红色,皮下产生硬结,表皮有水泡形成。保持局部清洁、干燥,注意保护皮肤,疮面及皮肤周围可用 5% PVP 碘外涂,防止感染。可用红外线灯局部照射,每日 1~2 次,每次 10~15 分钟。对未破损的小水泡应减少摩擦,防止破裂感染,促进其自行吸收;大水泡需请护士用无菌注射器将泡内液体抽出，涂消毒液后无菌敷料包扎好。

(3)溃疡期:局部组织缺血坏死,感染糜烂,溃疡形成,重者局部组织坏死发黑并向周围组织扩展,可达骨膜,甚至引起败血症。除上述处理外,需请护士进行局部换药处理。

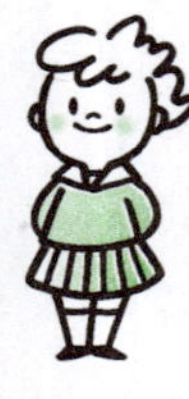

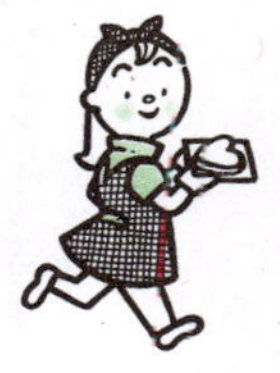

103.单人床上翻身法

(1)首先向病人说明,帮助其翻身变换体位,是为了防止身体局部长时间受压,减轻疲劳,同时可使其卧位更舒适。取得病人合作。

(2)协助病人仰卧,两手放于腹部,两腿屈膝。

(3)翻向外侧(面向护理人员):护理人员先用双手分别托住病人对侧的肩部和臀部,使病人转向护理者。然后再用双手依次托住病人肩部、臀部移向床中间。

(4)翻向内侧(背向护理人员):护理人员先将病人两下肢移向近侧床缘,再将肩部和臀部外移至床边,然后两手分别扶住病人肩部和臀部,轻轻推向对侧,使病人背向护理人员。

(5)病人体重较重时,可采用两步翻身法:第一步,护理人员一手伸入病人肩下,另一手托住病人肩部,将其上半身移向近侧床边;第二步,护理人员一手伸入病人腰下,另一手托住病人臀部,将其下半身移向近侧床边,然后同上法翻身。

(6)将软枕垫于病人背部、肢体及两踝之间,使卧位舒适,盖好盖被。

104.双人床上翻身法

(1)同单人床上翻身法步骤的1、2、3。

(2)护理人员站在床的一侧，一人托住病人颈肩部和腰部，另一人托住病人臀部和膝下腘窝部位，两人同时抬起病人移向床边，然后两人分别托住病人肩、腰、臀、膝部轻推病人转向对侧。

(3)将软枕置于病人背部、肢体及两踝之间，使卧位舒适，盖好盖被。

105.翻身时要注意哪些事项

(1)帮助病人翻身时，护理人员动作要轻稳，冬天注意保暖，防止受凉。

(2)给骨折病人翻身时，要注意保护骨折肢体，防止骨折移位，上下左右转动时动作要协调。

(3)病人身上有导管要先固定好，防止脱落。

(4)翻身时要注意保持床褥的整洁与干燥，及时拉平床单及病人的衣裤。

106.单人搬人法

单人搬人法适用于体重较轻者及儿童。

(1)搬运前需向病人说明搬运的目的及搬运目的地，以取得病人配合。

(2)需较远距离搬运者，先准备好轮椅。移开床旁桌、椅，将轮椅推至床前，与床成45度，刹住轮椅车闸。

(3)松开盖被，护理人员站在轮椅和床之间，面向病

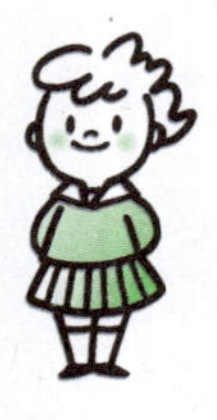

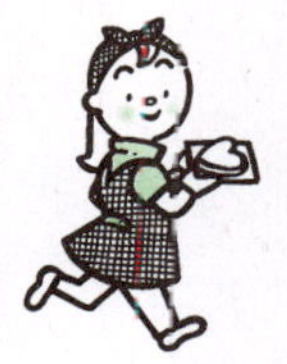

人，一臂自病人腋下伸出至肩部外侧，一臂伸入病人大腿下，病人双臂交叉，依附于搬运者颈部，并双手用力拉住搬运者。

(4)搬运者用力托起病人，转身移步，将病人轻轻放于平车或轮椅上，盖好盖被。

(5)近距离搬运者，可按3、4方法托起病人后走到目的地，将病人轻放于床或椅上，帮助其卧或坐于舒适体位。

107.双人搬人法

用于病人不能自己活动、体重较重者。

(1)搬运前需向病人说明搬运的目的及搬运目的地，以取得病人配合。

(2)准备好平车或担架。移开床旁桌、椅，将平车推至床尾，或两人将担架抬起高度与床平，使平车(或担架)和床尾成锐角。人员不够时可将担架平放在床前(只限于病情较轻病人)，担架和床之间要留够操作空间。

(3)松开盖被、将病人上肢交叉置于胸前。一人托住病人颈肩部与腰部，另一人托住病人臀部与膝关节下腘窝处，搬运者两人一起用力托起病人，转身移步，将病人轻轻放于平车或担架上，盖好盖被。

108.三人搬人法

松开盖被、将病人上肢交叉置于胸前。甲双手托住病人的头颈、肩背部，乙托住病人的腰、臀部，丙托住腘窝、腿部。之后，三人同时用力抬起病人，使病人身体稍向搬运者倾斜移至平车或担架上，盖好被盖。

其他步骤同双人搬运法。

109.四人搬人法

在病人腰、臀下铺布质牢固的大床单或中单。甲站于床头，托住病人的头与肩部，乙和丙分别站在病床及平车的两侧，丁立于床尾托住病人的两腿，四人抓紧大单或中单四角，同时用力抬起病人，轻轻将病人放在需要的位置上，盖好盖被。

其他步骤同双人搬运法。

110.搬运病人时应注意哪些事项

(1)搬运过程中，动作要轻柔、平稳，注意保暖。两人以上共同搬运时，动作要协调一致，尽量让病人舒适。

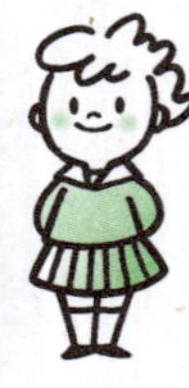

(2)注意安全。推车或抬担架行进时，注意不要碰到墙及门框，避免震动病人及损坏建筑物；道路不平整时，行进速度宜慢，以减少颠簸；上坡时病人头在前，下坡时头在后，以免病人头低垂而不适，给病人以安全感。

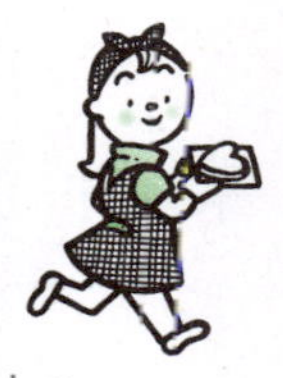

(3)用担架搬运时,最好先由两人将担架抬起,使担架和床沿平齐,以方便搬动病人,搬运时尽量保持平稳,切忌过分摆动。

(4)搬运过程中,搬运人员要随时询问病人有无不适,并注意观察病人的面色有无改变及病情变化。

(5)搬运骨折病人时,应首先固定好骨折的部位,并在搬运的平车或担架上垫木板,以防止骨折部位移位,使伤情加重。

111.扶人上下轮椅法

(1)准备好轮椅,按季节和病人需要备外衣、毛毯、别针。

(2)将轮椅推至床旁,面向床头,椅背和床尾平齐。

(3)协助者扶病人坐起,帮助披上外衣,让病人坐在床边,穿好鞋,扶病人下地。

(4)协助者拉起轮椅两侧扶手旁的车闸,固定轮椅;如轮椅无车闸,协助者可站在轮椅后面,固定轮椅,协助病人坐上轮椅,翻转踏脚板,供病人踏脚。根据需要盖上毛毯,系好安全带。

(5)嘱病人扶着轮椅的扶手,身体勿向前倾,尽量靠后坐,保持舒适坐位。推行途中病人如有特殊情况要及时与护理人员联系,切勿自行下车,以免跌倒。在推轮椅行进的过程中要注意安全,推车下坡时应减慢速度,过门槛时嘱病人抓住扶手,并将轮椅的前轮翘起,使病人的头、背后倾，以防发生意外。

(6)随时询问病人有无不适，并注意观察病情变化。

(7)下轮椅时，将轮椅推至床边，固定轮椅，翻起踏脚板，扶病人下轮椅。协助卧于舒适位置。

112.单人扶人移向床头法

半卧位、尤其是长期卧床的病人，身体常常滑向床尾，且自己不能上移，可由护理人员或家人协助移向床头。单人扶病人移向床头可按以下步骤进行：

(1)首先向病人解释，以取得合作。

(2)松开盖被，将床摆平(床头有靠背架的视病情先放平靠背架)，将枕头横立床头，避免撞伤头部。

(3)病人屈膝仰卧，双手握住床头竖栏，床头无竖栏可抓住两侧床沿，或双手搭在护理人员肩上。

(4)护理人员或家人站立床前，双脚分开，一脚在前一脚在后，呈弓形箭步。一手伸入病人肩下，另一手伸入臀下，让病人双脚抵床，两臂用力，同时护理人员双手上托抬起身体。顺势将病人向床头移动。

(5)移动完毕，放回枕头，根据病情、病人需要支起床头靠背架或背垫软枕。协助病人卧于舒适位置，盖好盖被。

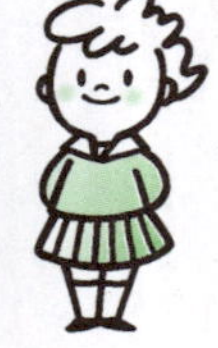

113. 双人扶人移向床头法

病人不能移动时，需有两人共同协助移动病人。有两

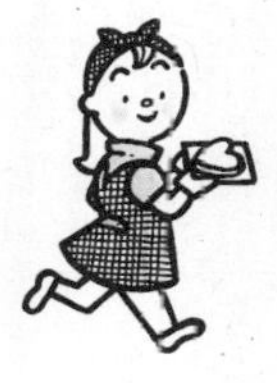

种方法可供使用。

第一种方法：

(1)首先向病人解释,以取得合作。

(2)松开盖被,将床摆平(床头有靠背架的视病情先放平靠背架),将枕头横立床头,避免撞伤头部。

(3)取一条床单双折或用双层中单,垫入病人的肩下至臀下部位。

(4)两位护理人员或家属分别站在床的两侧,将床两边松垂的床单(中单)向上卷至病人身旁。两人用双手分别抓住两侧卷至肩与臀部的床单两端,同时用力将床单绷紧、抬高,使病人稍离开床面,移向床头。

(5)移动完毕,整理床铺,放回枕头,根据病情及病人需要摇起床头(支起床头靠背架)或背垫软枕。协助病人卧于舒适位置,盖好盖被。

第二种方法：

(1)松开盖被,摇起床头(床头有靠背架的视病情先放平靠背架),将枕头横立床头,避免撞伤病人。两位护理人员(家属)分别站在床的两侧,两人各自用一手托住病人肩部,一手托住臀部,一起用力将病人托起离开床面同时上移。或一人托住病人肩部及臀部,另一人托住病人背及臀部,同时抬起病人移向床头。

(2)移动完毕,放回枕头,根据病情、病人需要支起床头靠背架或背垫软枕。协助病人卧于舒适位置,盖好盖被。

114.床上洗头需哪些物品

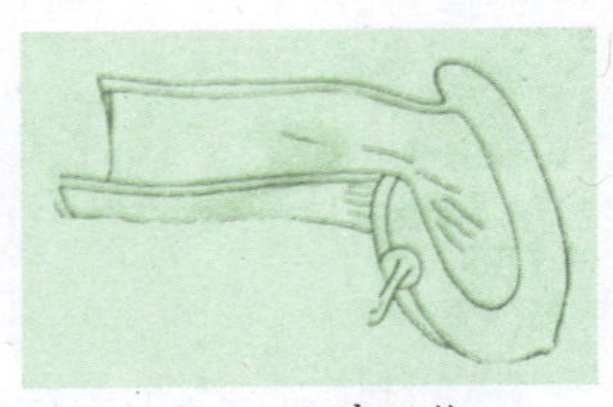

图5 马蹄形垫

马蹄形垫(见图5)、大塑料纸、小橡胶单或塑料纸、毛巾浴巾各1条、别针、纱布或眼罩、棉球2只、纸袋、洗发液、梳子、水桶、鸭嘴水壶或大水杯、热水、塑料桶(污水桶),有条件时备电吹风。

115.洗头的水温多少为宜

洗头的水温一般40~45℃为宜。可按病人年龄、身体状况、平时洗头对水温的要求习惯及不同季节室温变化调节水温。天气冷室温低水温宜稍高,天气热室温高水温宜低。无水温计可用手测试水温,一般冬季水温以手入水感到较热为宜,而夏季水温以手入水感到微温为宜。在洗头过程中应根据病人的要求随时调节水温。

116.如何进行床上洗头

(1)操作者洗手,准备好用物,并做好解释,以取得合作。

(2)根据季节关门窗,室温以24℃为宜。移开床旁桌椅,按需要给予便器。

(3)协助病人屈膝仰卧,头靠近床边。取下枕头用小

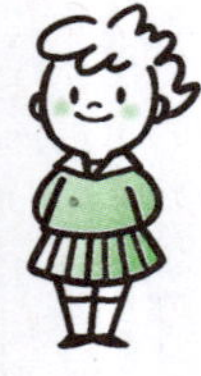

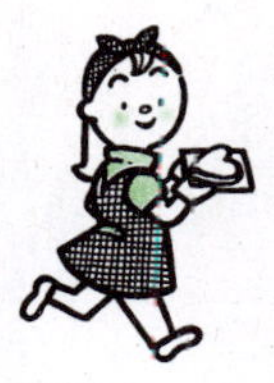

橡皮单包裹置于肩下、浴巾垫于上，解开衣领，颈部围毛巾，并用别针固定。

(4)将马蹄形垫用塑料单覆盖后置于病人颈后，开口朝下，塑料单另一头做成槽形下部接污水桶(见图6)。

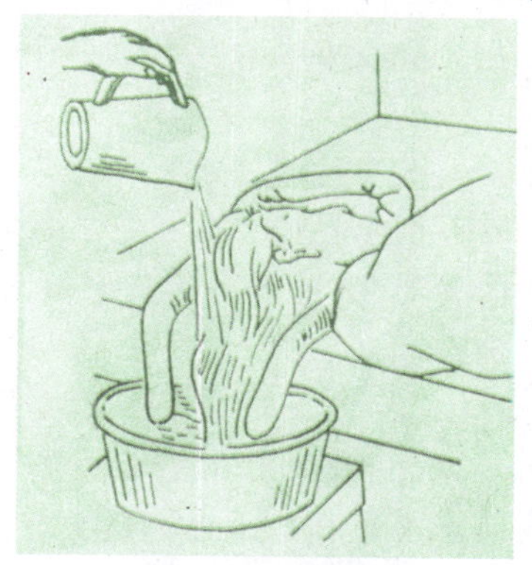

图6 床上洗头

(5)将盛有热水(水温40~45℃)的鸭嘴壶、毛巾、洗发液、梳子置于床旁桌或椅凳上，棉球塞两耳，纱布或眼罩遮盖双眼，或嘱其闭眼。

(6)洗发步骤：①先用鸭嘴壶或杯子倒少许热水于患者头部将头发湿润，并询问病人水温是否适当；②倒少量洗发液于手掌心，双手对搓后用双手搓洗头发及头皮，并从发际向头顶部揉搓；③用梳子梳通头发除去脱发，脱发置纸袋中；④热水冲洗头发，根据需要重复冲洗，直到洗净为止；⑤取下洗发用物及眼罩、耳内棉球，擦干面部水迹，松开颈部毛巾；⑥协助病人躺卧正中，枕头、橡皮单、浴巾一起自肩移至头部，用浴巾包住头发擦干，取下浴巾、橡皮单，梳理头发使散开易干或用电吹风吹干头发，根据患者的习惯或需要固定发型；⑦摆正枕头，垫于头下，协助病人卧于舒适卧位。整理床铺及用物。

117.洗头时应注意哪些问题

洗头时应注意:

(1)洗头过程中要注意观察患者面色、脉搏、呼吸及病情变化,随时询问患者有无不适,如有异常应立即停止洗头。

(2)洗头时应保持室温恒定,冬季注意保暖,防受凉。

(3)洗头时应先用手接少量水湿润头发试温,再根据患者需求调节水温。避免直接将热水浇至头皮,造成烫伤。洗发后及时擦干头发,以防患者着凉。

(4)操作时要注意保护被褥、衣服不被水溅湿,勿使水流入患者的眼、耳内。洗发时揉搓力量要适中,不可用指甲抓洗,以防抓伤头皮。

(5)衰弱病人不宜洗发。

118.床上擦浴需哪些物品

毛巾 2 条、浴巾、清洁内衣裤、被单、被套、剪刀、梳子、50%酒精(或 56 度白酒)、杯子、洗脸盆、洗脚盆、肥皂、水壶(盛热水)、水桶 1 只(盛污水)、便盆及盖巾,橡胶单或塑料布,水温计。

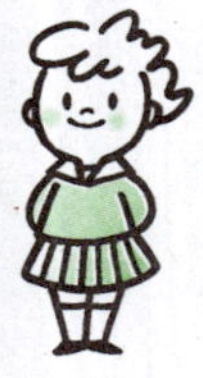

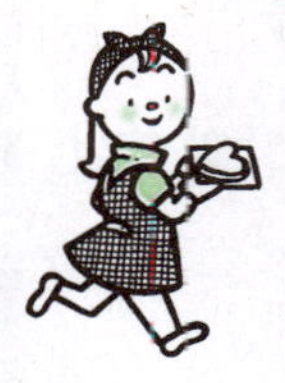

119.擦浴的水温多少为宜

水温一般为47~50℃,根据患者年龄、身体耐受性、平时洗浴对水温的要求及不同季节室温变化作相应调整。无水温计可用手测,一般冬季水温以手入水感到微烫为宜,而夏季水温以手入水感到微温为宜。在擦浴过程中应根据患者的要求随时调节水温。

120.如何进行床上擦浴

(1)准备用物,告诉病人以取得合作,移开床头旁物品,按需要先给予便器或便盆。

(2)关闭门窗,遮挡病人,调节室温在24℃左右。视病情取下背后靠垫,放平床头,让病人平卧,松盖被。

(3)测试水温,一般47~50℃,以病人耐受性及季节调整水温。将热水倒入面盆中,水量为盆的2/3量,放入毛巾。将面盆置于床边椅或床边凳上。

(4)擦洗面部:先擦洗眼部,再依次擦洗前额、面颊、鼻部、耳部、耳后及颌下。洗毕更换热水。

(5)擦洗上半身:①脱去病人近侧上衣,遮盖好对侧;②取橡胶单(或塑料布)及浴巾双折一半垫于近侧上肢、背部、腰部,另一半浴巾盖在身上;③毛巾折叠成手套形,擦洗颈部四周;④擦洗上肢,由指端沿手背向上擦洗,然后举起手背擦洗腋下;⑤翻下浴巾擦洗近侧胸部、腹部;⑥病人背向护理人员侧卧,擦洗胸腹侧面、背部、臀部;

⑦用浴巾擦干身体，取出橡胶单及浴巾，帮助患者平卧，盖好盖被，更换热水；⑧按以上方法擦洗对侧；擦洗干净后为病人更换内衣，更换热水。

(6)擦洗下半身：①脱去裤子，遮盖会阴部，取橡胶单及浴巾垫于臀部及下肢；②将擦洗毛巾折叠成手套形，由脚踝、小腿、大腿至腹股沟依次擦洗近侧下肢，洗后用浴巾擦干，更换热水；③按以上方法擦洗对侧下肢，更换热水。

(7)擦洗会阴部：①男病人者：擦洗外阴部，包括阴囊、会阴、肛门；②女病人：取便盆放置臀下，用水杯盛水冲洗会阴部、大小阴唇及肛门；③洗毕擦干，取下便盆、橡胶单、浴巾，穿好清洁内裤。

(8)洗脚盆下边放垫巾，置于床尾；协助病人屈膝，帮助病人将一只脚浸入盆内，洗净擦干，同法洗另一只脚。

(9)骨隆突处擦洗后用50%乙醇按摩。

(10)必要时梳发，剪指甲、趾甲。

121.擦浴时应注意哪些问题

床上擦浴要注意：

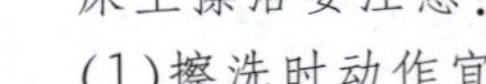

(1)擦洗时动作宜轻柔、迅捷，防皮肤擦伤和受凉。

(2)注意保暖，每次只暴露正在擦洗的部位，少翻动，保持水温。

(3)沿肌肉分布走向擦洗，仔细擦净颈部、耳后、腋

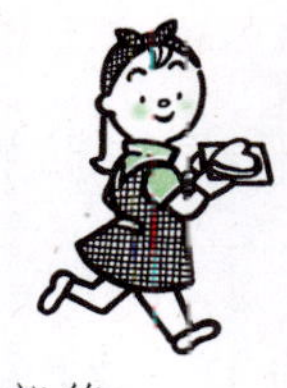

窝,特别是乳房下皱褶处、腹股沟皮肤皱褶处、外阴部等。

(4)擦洗过程中,及时更换热水及清水,并随时询问患者有无不适。如有不适,或出现寒战、面色苍白等情况时,应立即停止擦洗,及时给予保暖。

(5)有脚癣患者用过的脚盆应及时消毒,皮肤有异常应给予处理,在家无法处理可与家庭医生联系。

122.偏瘫病人穿衣法

(1)根据需要准备好衣服(开衫或套衫)、两把椅子,带至病人床边。

(2)帮助病人坐在有直靠背的椅子上,两腿自然下垂,两脚平放在地面上,将衣服放在病人偏瘫侧的椅子或凳子上。站立平衡能力良好的病人也可取站位穿衣。

(3)穿开衫:病人将开衫横放在双膝上整理,使袖筒悬垂于双膝之间。先穿患侧,用健手将袖筒沿患侧手背上拉倒肩,肩胛前伸保持肘关节伸展。再穿健侧,病人健手从身后绕伸过去抓住衣服,用力拉向健侧,直到健侧手背能伸入另一袖筒。用健手扣好扣子或拉上拉链。

(4)穿套衫:病人套衫放在双膝上整理,使颈部标签在上方,领子在远端,患臂侧袖子悬垂于双膝之间。健手协助患侧手臂伸进袖子后,将袖子沿患侧手背上拉到肩。然后健臂穿入另一袖子。抓住套衫的背面套过自己的头,同时体身前倾使患手伸直,用健手把套衫沿身体拉平整。

123.偏瘫病人脱衣法

(1)脱开衫:病人取坐位,用健手解开开衫扣子或拉开拉链,腿交叉翘起,保持患侧手臂向前伸。先脱健侧手臂,健手从衣领处抓住同侧衣襟拉至肩下,健手缩回衣袖内,用健手在袖内拉住健侧衣袖口将衣袖向下拉,同时健手不断内缩直至退出衣袖。健手沿患侧手臂从肩向指尖脱下衣服。

(2)脱套衫:先脱健侧,健手缩回衣袖内,用健手拉住健侧衣袖口将衣袖向下拉,同时健手不断内缩直至退出衣袖。然后用健手从背后或健侧颈下抓住衣服向上拉套出自己的头, 最后用健手将套衫沿患侧手臂从肩向指尖脱下。

124.穿脱裤子法

穿裤子:准备好裤子、椅子,带至病人床前;协助病人坐在有直靠背的椅子上, 将裤子放在病人偏瘫侧椅或凳上;病人先将患腿交叉放在健腿上,用健手帮助将患腿套入裤腿并尽可能向上套;患侧裤腿套好后,患足平放回地板上。再穿健腿,健手拉住裤腰处将健腿屈膝伸入健侧裤腿;帮助病人双腿负重站立将臀部抬离椅面,将裤腰向上拉到腰部,视病情站立或坐下系好裤带。

脱裤子:解开裤带,将裤腰向下拉至臀部;病人站立

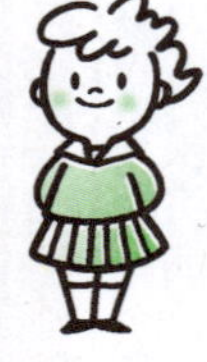

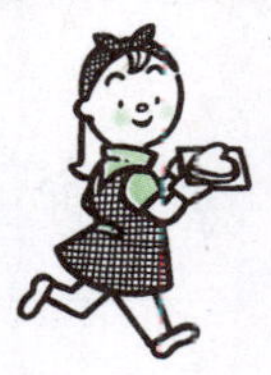

将腿部抬离椅面，用手拉住裤腰部分从臀部拉至大腿，病人坐回靠背椅，仍用手拉住裤腰部分从大腿将裤子向下拉至脚踝；脱下健侧裤腿，最后健手帮助抬起患脚，脱下患侧裤腿。

125.家庭应备哪些常用药品

家庭备药应分为常备用药和专用备药两大类。一般来说，备药的品种及数量多少根据家庭成员的年龄、疾病情况来确定。常备用药可分外用药和内服药两大类。

外用药品常备的有：①用于皮肤消毒和包扎小伤口：2%碘酒、75%的酒精、棉签、纱布、创可贴；②用于驱暑、醒脑及防虫咬：清凉油、风油精等；③预防眼结膜炎：喜欢游泳的，家中应备一支氯霉素眼药水。

内服备药主要有感冒药：如泰诺、快克、日夜百服咛等；止咳药：川贝止咳糖浆、克咳胶囊等；止泻药：黄连素、氟哌酸；消炎药：阿莫仙、双黄连口服液等；解热镇痛药：阿司匹林、索密痛等。

专用备药可根据家庭成员身体健康情况按医嘱备用，一般多为慢性病人或老年人、儿童准备。如家中有高血压病人可遵嘱备复方降压片、复方罗布麻片和吲达帕胺片（寿比山）；有冠心病病人应备硝酸甘油片、速效救心丸、地奥心血康等；糖尿病患者可备达美康、消渴丸、三精司乐平等；有哮喘病人需备氨茶碱、舒喘灵或异丙肾上腺素等;胆囊炎病人可备消炎利胆片等。

126.常用药品如何保管

药品的保管非常重要,管理得好可方便家庭,有利于防病治病。药品应存放于洁净、干燥、阴凉处,用固定的抽屉或小箱子加锁保管,避免错拿、错用或小孩误服。家庭药品保管应注意以下几点。

(1)粘贴标签:首先要把外用药、内服药分类,把各种药物贴上标签。内服药标签上要写清药名、用法、用量及主要作用。外用药的标签要清楚醒目,以引起注意,对于刺激性较强的外用消毒溶液,以及易失效、易挥发的药品,应装在密闭较严的容器里保管,用后应盖严,如酒精、碘酒及红花油等。各种药物应分开存放。

(2)分类保管家庭药品:首先要把内服药与外用药、成人药与儿童药分开,尤其是内服药与外用药,要用不同颜色的标签加以区别,以免发生外用药误服,引起不良后果。

(3)注意药物安全性:首先,用药应按医嘱执行,对症下药,不能乱用、滥用药物,以免引起严重后果。第二,定期检查和更新备用药物,保证药品质量,保障用药安全。平时要经常查看药物外观有无变质及有效期,药品由于存放不当或贮存时间过久可失效或使毒性增强,对于过期、变质的药品应及时更换,切记不可再用。另外,药品不应放在小孩能拿到、找到的地方,以免误服发生意外。

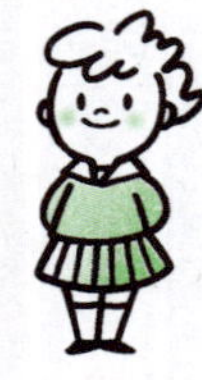

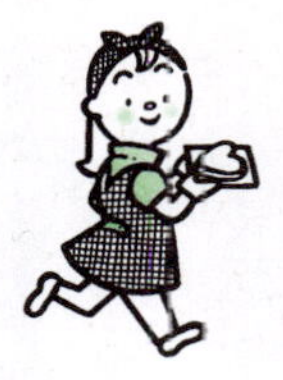

(4)加强保管、避免浪费:家庭备用药物的量不宜过多,品种也不宜过多,应是常用的和急用的。用药时要注意:贮存时间长的药、距离失效期近的药物应先服先用,以避免浪费。保管时,应严格按照药物说明书的贮存要求仔细贮存保管。

127.为何不能随意用药

俗话说:“是药三分毒”,虽不完全正确,却也不无道理。药物一方面能改善人的生理功能,干扰或破坏疾病的发展过程,起到治疗疾病促进病人康复的作用;另一方面,药物也可引起一些意想不到的不良反应,对人体产生不同程度的损害。药物的不良反应主要有:副作用、毒性反应、过敏反应、后遗效应、继发感染、依赖性、成瘾性、“三致”(致畸、致癌、致突变)作用。在现实生活中,由于不合理用药和随意用药,不良反应的发生率较高,特别是在长期大剂量用药时。几乎所有药物在一定条件下都能引起不良反应。有报道,一儿童服息斯敏发生过敏反应,有人服扑热息痛致药物性肝炎,有长期服用去痛片成瘾致尿毒症,儿童服用复方新诺明发生白血病等。以上病例充分说明随意用药给人体带来的巨大危害。

为了减轻或避免药物不良反应对人体造成的危害,在使用药物时,应注意以下几点:

(1)首先,要针对病人的病情,权衡利弊确定是否需要用药;其次,要谨慎用药,在使用药物时,不可随意决定用药的时间和方法。

(2)根据病人的身体状况、年龄、性别、体重等个体情况,选用适宜的药物、用量及用法。

(3)必须用药时,选用药物品种尽量要少,即能用一种不用两种。用药量要用最小有效量,以尽可能减少药物的不良反应。

(4)用药后要随时注意观察病人有无不良反应,对慢性病病人需长期用药者,应定期到医院复查病情,根据复查结果随时调整用药量。

(5)家里虽然备了一些药品,但如何使用,最好请医师检查诊断后,按医嘱服用,或按说明书服用,不可自作主张,以免造成不必要的药物副作用和毒性反应。药物只有在适当的时间被正确地用在适宜的人身上,才能发挥应有的作用。

128.注意药品的副作用

药品在正常用法用量下出现的与治疗作用无关的作用,称为药物的副作用。如在用于抗过敏治疗时,使用扑尔敏、非那根,用药后出现困倦、嗜睡等副作用;应用红霉素抗炎治疗时出现恶心、呕吐、胃部不适、胃部疼痛等;使用阿托品、654-2 对肠痉挛、胆囊炎、胆结石、尿路结石具有解痉镇痛作用,同时也会出现口干、心跳加速等副作用;长期服阿司匹林虽可预防心肌梗死,但同时也可能引

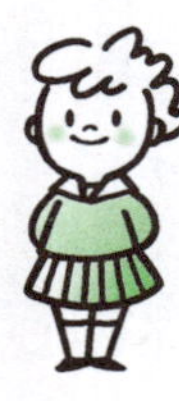

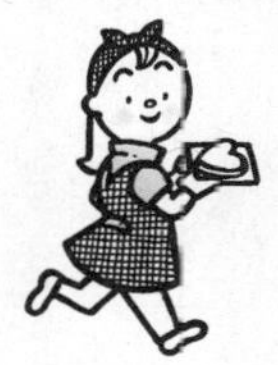

起胃溃疡。副作用属于药物的固有效应,在药物使用过程中是较常出现的。虽然副作用一般比毒性反应的危害小,且大多停药后可自行消失,但是有的副作用还是会给人的身体造成伤害。

如何预防和减少药物副作用:

(1)严格遵照医嘱用药,严格控制用药剂量和时间。

(2)不可长期服药或过量服药,病好后要立即停药。

(3)用药时,尽量不要长期大剂量单用某种药物;病情需要持续用药时,可将药物作用相同而副作用不同的药物交替使用。

(4)慢性病患者,需长期服药时,应在医师指导下用药,并定期到医院复查病情,及时发现药物副作用而采取处理措施,根据病情及时调整用药量。

(5)某些药物引起的副作用可以用其他药物缓解、拮抗或弥补。如,用红霉素时,合用维生素B6可减轻胃肠道反应。但合并用药须在医师指导下进行,以免用药不当加剧药物的副作用。

(陈雯文)

第二部分 常见病症的家庭处理

129.中暑的原因有哪些

(1)长时间烈日暴晒或待在高温环境中,无足够的防暑措施。

(2)促发因素有肥胖、缺乏体育锻炼、过度劳累、睡眠不足。年老体弱伴有慢性病者,如糖尿病、心血管病和下丘脑病变等。

(3)酷暑季节,老年人、产妇长时间滞留于通风不良、空气潮湿的室内,易发生中暑。

130.中暑有哪些表现

(1)先兆中暑:口渴、头晕、眼花、耳鸣、四肢无力、胸闷、心悸、恶心、注意力不集中、体温正常或略升高,不超过38℃。

(2)轻度中暑:体温超过38℃,胸闷、心率加快、面色潮红,也可出现面色苍白、四肢皮肤湿冷,多汗,脉搏细速、血压下降等。

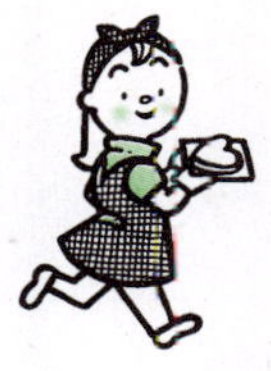

(3)重度中暑:出现高热、痉挛和衰竭。

(4)日射病:出现剧烈头痛、头晕、眼花、耳鸣、呕吐、烦躁不安,严重者可发生惊厥或昏迷。

131.中暑如何处理

严重的中暑可发生肺水肿、心功能不全、弥散性血管内凝血、肝肾功能损害等严重并发症,尤其对年老体弱者危害更大,应及时处理。

(1)迅速将病人移至阴凉通风处。

(2)解开外衣,取平卧位。

(3)有空调的房间,调节室温至20~25℃,无条件时可用电风扇吹风。

(4)反复应用冷水擦面部、四肢或全身,可在头、颈、腋下及腹股沟处放置冰袋。

(5)给予缓慢饮入含盐的冰水或清凉饮料。

(6)体温持续在38.5℃以上者,可给予口服退热药。

132.中暑如何预防

中暑是可以预防的。平时注意体育锻炼,合理膳食,保持良好的身体素质,以适应环境变化。同时注意以下几点:

(1)避免长时间曝晒于烈日下或待在高温环境中。

(2)高温季节避免长时间劳动,注意劳逸结合。

(3)保持室内空气流通。

(4)自觉头晕、胸闷等症状,应在阴凉通风处休息,也可口服含盐的冰水或清凉饮料。

133.头痛常见原因有哪些

引起头痛的原因很多,常见有:

(1)全身性疾病,常见于发热、贫血、高血压、中毒、感染等。

(2)颅内病变,如脑炎、脑肿瘤、蛛网膜炎、颅内出血、颅脑损伤等。

(3)颅外病变,如眼病、鼻窦炎、乳突炎等。

(4)血管性疾病,如偏头痛。

(5)神经官能性头痛,除头痛外,伴有失眠、记忆力减退、多梦等。

134.哪些头痛需要及时就医

头痛伴以下情况应及时就医:

(1)头痛进行性加重。

(2)头痛伴有剧烈呕吐、眩晕、视力障碍、感觉或运动异常、精神异常等。

(3)有外伤史、毒物接触史或工作环境不安全有中毒可能者。

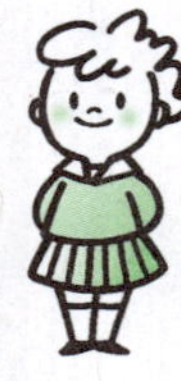

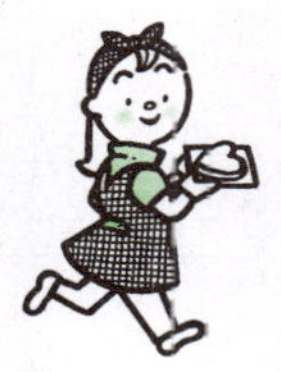

135.一般头痛如何处理

(1)放松身心,条件许可时卧床休息,保持充足的睡眠。

(2)注意观察是否伴有其他症状,如头痛持续加重,出现伴随症状时,应及时到医院就诊,以明确病因,对症治疗。

(3)既往有头痛发作史,诊断明确者,遵医嘱服用止痛药。

(4)可作头部按摩,也可用红花油、风油精等外用药涂擦太阳穴,以减轻疼痛。

(5)平时注意锻炼身体,增强体质,生活有规律。

136.牙痛常见原因有哪些

牙痛常见的原因有:

(1)急性牙髓病,多由龋齿引起。

(2)急性根尖周炎或牙槽脓肿,多由牙髓病继发。

(3)急性牙周脓肿。

(4)急性冠周炎,牙损伤。

137.牙痛如何处理

(1)牙周炎症遵医嘱服用消炎药,有脓肿形成必须就医，炎症消退后再处理病灶牙。

(2)局部冷敷，减轻疼痛。可针灸止痛，也可服用止痛片止痛。

(3)避免过冷、过热、过硬的食物，给予易咀嚼、易消化清淡饮食。

(3)保持口腔清洁，进食后漱口，早晚刷牙。

138.牙痛如何预防

预防牙痛，关键在于预防牙病，特别是防龋齿，重在日常牙齿的保健：

(1)坚持早晚刷牙，进食后漱口。最好能做到每次进食后刷牙，有效保持牙齿的清洁。

(2)选择合适的牙刷和牙膏，采用正确的刷牙方法，从牙龈向牙齿方向纵向刷。

(3)少吃富含糖的食物，多吃蔬菜，常喝牛奶，保持足够的维生素、钙质的摄入。

(4)避免单侧咀嚼等不良用齿习惯。

(5)定期检查口腔，及时治疗牙病。

(6)及时矫正不齐的牙齿，儿童龋齿造成乳牙脱落，进行预防性充填。

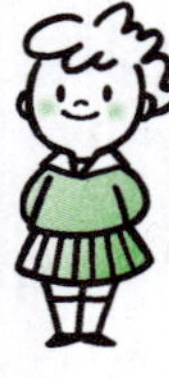

(7)常叩齿。叩齿即使上下齿互相撞击，发出叩齿响声，注意前后牙均要叩到。每日叩齿数次，每次叩数十次，能对牙周组织起到良好的作用。

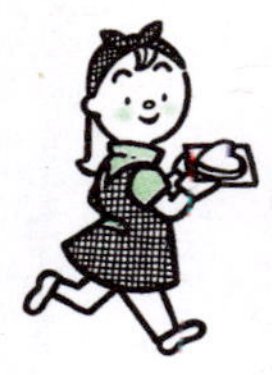

139.发热常见原因有哪些

引起发热的原因有很多，一般可分为两大类：

(1)感染性发热：由细菌、病毒、寄生虫、立克次体、螺旋体、真菌等所引起的。常见的感染性发热多见于：①急性上呼吸道感染，俗称“上感”、“感冒”，多由病毒感染引起，以鼻、咽、喉黏膜炎症为主要特点，主要表现为发热、流涕、鼻塞、喷嚏、干咳和咽部不适或疼痛等；②急性扁桃体炎，多为细菌感染，起病急，高热伴咽痛，扁桃体肿大、充血和化脓，需用抗生素治疗；③急性胃肠炎，多为进食不洁饮食所致，表现为呕吐、腹痛、腹泻伴发热，易引起脱水和电解质失衡；④其他常见的有大叶性肺炎、急性尿路感染等。

(2)非感染性发热：由组织损伤或坏死、变态反应、内分泌疾病、颅内疾病、肿瘤、中暑等所引起。

140.发热对机体的影响有哪些

轻微的发热能提高机体代谢能力，增强白细胞的吞噬功能，较好地抵抗外来微生物感染，但高热对人体的危害很大，它明显增加机体的消耗，

发热如何分度？

低热：37.3~38℃

中等度发热：38.1~39℃

高热：39.1~41℃

超高热：41℃以上

损害心、脑、肝、肾等重要器官的功能，出现心跳加快、呼吸急促、食欲下降、恶心呕吐，甚至意识不清、惊厥等一系列症状。具体表现为：

(1)造成机体代谢率增加，体温平均每上升1℃，新陈代谢率增加13%。

(2)高热造成谵妄甚至痉挛，尤其在幼儿期更为常见。

(3)大量出汗，造成脱水及电解质紊乱。

(4)影响消化系统功能。

(5)超高热时，可造成代谢性酸中毒，心血管功能不稳定，甚至造成死亡。

141.发热如何处理

(1)卧床休息，减少机体消耗。

(2)多饮水，成人每天至少3000毫升，相当于15杯一次性杯子的水量。

(3)每4小时测体温一次，服用退热药或进行物理降温后30分钟~1小时测量体温一次。

(4)39℃以上者，可在病人额部放置冷毛巾，也可用适量退热药，如阿司匹林；同时，注意环境温度勿太高，衣被勿裹得太多，以利散热。如病人有怕冷或寒战情况，说明体温可能还会升高，此时注意保暖，同时遵医嘱服用退热药。

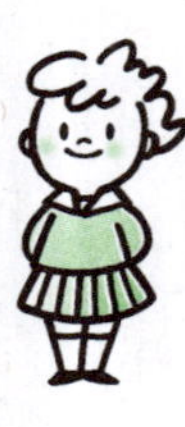

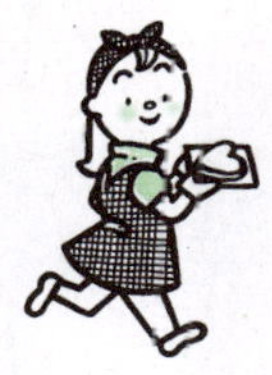

(5)大量出汗者,及时更换被单、衣服,并注意勿直接吹风,防止受凉;同时补充水分和电解质,防止脱水。

(6)注意口腔卫生,可用淡盐水洗漱;口唇干燥时,涂唇膏保护。

(7)观察发热时伴随的其他症状,病人出现剧烈的头痛伴呕吐、皮肤出血点、皮疹、高热不退、呼吸困难、脓血便、血尿等情况时应及时就医。

142.鼻出血的常见原因有哪些

鼻出血也称鼻衄,由于鼻黏膜的血管较丰富,位置浅表,在外伤或鼻腔本身疾患时很容易出血。鼻出血多发生于一侧鼻孔,也可双侧出血,出血量少时仅鼻涕中带有血丝,出血量多时可由一侧鼻孔涌出或从两侧鼻孔同时流出,甚至从口中吐出,量多时可出现休克症状。鼻出血的常见原因有鼻腔局部的因素和全身性的因素。

(1)局部原因:外伤、鼻炎、肿瘤、异物和鼻中隔疾病等。

(2)全身性原因:高血压、动脉硬化、急性传染病、血液病、肾病尿毒症等。

143.鼻出血如何处理

(1)保持情绪稳定,避免紧张。

(2)取半卧位或坐位,头前倾,用拇指与食指捏住鼻翼 5~10 分钟,起压迫止血作用。如不能止住,可用清洁干燥的棉球填塞鼻孔。

(3)冷敷:在前额和鼻部敷冷毛巾或冰袋。

(4)保持大便通畅,防止大便时过度用力。

(5)忌烟、酒及其他辛辣刺激性食物。

(6)如出血量大,上述方法不能止血时,应立即去医院治疗。

144.腹泻常见原因有哪些

正常人一般每天大便 1~2 次, 若大便次数增多且粪便稀薄或含有黏液或脓血,就称为腹泻。腹泻可分为急性腹泻和慢性腹泻两类。常见的原因有:

(1)细菌、病毒感染。

(2)消化不良:由胃肠、胰、肝胆疾病引起。

(3)吸收不良:口服不易吸收的药物、食物等。

(4)肠蠕动亢进:如肠敏感综合征。

(5)其他疾病引起:如心力衰竭、肝硬化门脉高压症等造成肠道水肿。另外,还有内分泌因素,如分泌的激素引起肠黏膜分泌增加。

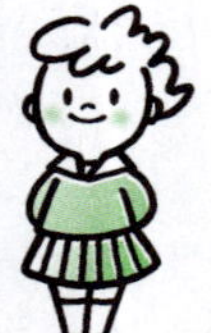

145.如何观察腹泻病人的病情

(1)观察脱水情况:脱水的一般表现有口唇与皮肤干

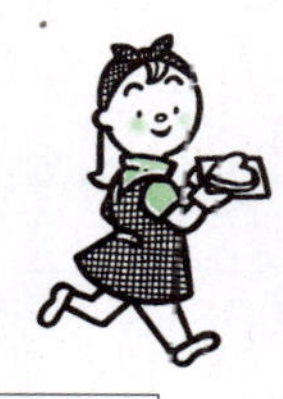

燥、口渴、尿量减少等，严重脱水则有皮肤干皱、烦躁不安、声音嘶哑、眼眶下陷、两颊深凹、闭目难合，甚至血压下降、神志不清等。

腹泻对机体有什么影响？

急性腹泻有时来势凶猛，除大便次数多、水样便等大便性状改变外，还伴有不同程度的腹痛、恶心、呕吐、发热等全身症状，造成脱水、酸碱平衡失调、电解质紊乱，甚至出现低钾性心律失常而死亡。

较长时间的腹泻，会严重影响消化吸收功能，影响营养物质的吸收，导致营养不良。

(2)观察大便性状：观察排便次数、气味、颜色、量、有无黏液、脓血或未消化食物，是否有里急后重等。

(3)伴随症状：是否伴有腹痛，腹痛是阵发性还是持续性的，腹痛部位在何处，有无压痛点；是否伴有呕吐，呕吐物性质和量如何；是否伴有发热等。

如病人腹泻次数多、有明显的脱水症状，或有黏液脓血便伴里急后重，或有腹痛伴发热等情况应及时就医。

146.如何做好腹泻病人的肛周皮肤护理

腹泻病人大便次数多，肛周皮肤受粪质刺激，易出现发红、疼痛，甚至糜烂，做好便后的肛周皮肤护理十分重要。

(1)手纸要软，便后轻拭肛门周围。

(2)每次便后用温水清洗肛周，洗后涂凡士林或鞣酸软膏或其他油膏保护皮肤。

(3)有里急后重者，嘱病人勿用力排便。

147.如何做好腹泻病人的饮食管理

严重腹泻者暂禁食,以后逐步从流质、半流质过渡到一般饮食;腹泻不重不需禁食,宜摄取低脂、少纤维素、易消化的流质、半流质;避免进食生葱、生蒜及辛辣等刺激性食物;避免过冷及易产气的食物,如大豆、马铃薯、地瓜等。

148.如何进行口服补液

腹泻病人有脱水情况,应进行补液,能口服补液就不必静脉输液。口服补液不能单纯喝白开水,须同时补充盐分,可去药店买专门配制的口服补盐液,如ORS补盐液。

口服补液的配方:1000毫升液体中内含葡萄糖22克,氯化钠3.5克,碳酸氢钠2.5克,氯化钾1.5克,或葡萄糖24克,氯化钠4克,碳酸氢钠3.5克,枸橼酸钾2.5克加水至1000毫升。

口服剂量:最初6小时,成人每小时750毫升,儿童每小时250毫升,以后口服补液总量为腹泻量的1.5倍。

轻型病人全程可口服治疗,重度脱水病人经医院治疗后,可继以口服补液。

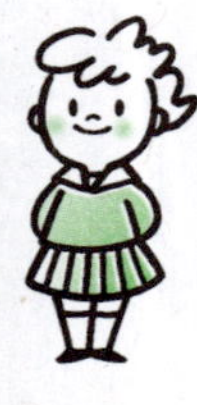

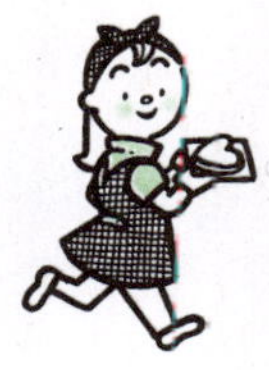

149.如何预防腹泻

(1)注意饮食卫生,生熟食物分开加工,煮熟的食物不宜久放,吃前要再加热。

(2)饭前便后要洗手。

(3)肠道功能不好的人进食易消化、少渣、低油脂的食物。

(4)腹泻时不吃冷饮、水果,禁食油炸食物及刺激性调料等。

(5)不暴饮暴食。

(6)凉拌食品应新鲜并洗净、晾干,适当放醋。

(7)食物存放有防蝇、防蟑螂设施。

150.腹胀的常见原因有哪些

(1)消化不良。

(2)进食豆类、番薯、洋葱、甜食等产气食物,有些人对牛奶不适应,进食牛奶或奶制品后亦可出现腹胀。

(3)缺少活动,便秘。

(4)低血钾、麻醉后、肝胆及胃肠道疾病等。

151.腹胀如何处理

(1)平时多活动,卧床者应经常更换体位,尽量能经常下床活动。

(2)调整饮食,进食易消化清淡饮食,尽量不食用豆类、甜食类等产气食物,少饮碳酸饮料,以减少肠内气体的产生。

(3)保持大便通畅。

(4)腹部按摩:按结肠走向顺时针方向按摩,即从右下腹→右上腹→上腹部→左上腹→左下腹,促进肠蠕动,促进排气。

(5)腹部热敷,可用热水袋外套布套热敷腹部,或用热毛巾湿敷。

152.便秘的常见原因有哪些

引起便秘的原因很多。大致可分为:

(1)肠道器质性疾病:肠道内肿瘤、腹腔内肿瘤压迫、小儿巨结肠症、肛门脓疡、肛裂造成疼痛而引起便秘。

(2)内分泌疾病及其他慢性疾病导致便秘。

(3)药物导致的便秘:如吗啡、可待因、止痛剂。另外,经常服用泻药或灌肠,可使直肠黏膜反应降低,甚至造成药物依赖。

(4)功能性便秘:饮食习惯不良、食量太少、饮水太少、摄入纤维素太少、喜食辛辣食物、运动量不够、长期卧床、环境改变等均可造成便秘。

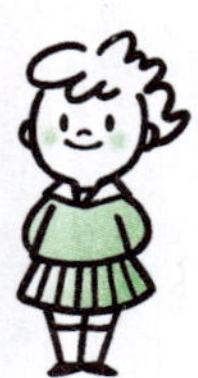

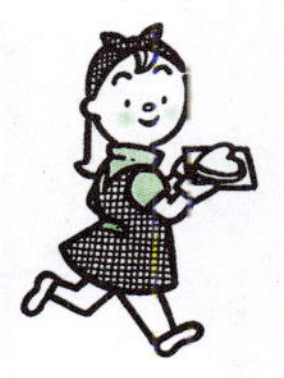

153.便秘对机体的危害是什么

便秘对机体的影响主要有:

(1)因粪便干硬,排便时引起肛周疼痛、肛裂和痔出血。

(2)长期便秘,引起腹胀、腹压升高,易引起痔疮。

(3)粪便长期在直肠内滞留,产生毒素,刺激肠壁,与直肠癌等疾病有关。

(4)伴有肝硬化的便秘者,用力排便可致门静脉破裂。

(5)冠心病病人用力排便可引起心律失常,高血压病人可引起脑出血等。

154.如何预防和处理便秘

(1)多吃含纤维素高的食物:粗粮如玉米面、荞麦面、豆类等;蔬菜如芹菜、洋葱、蒜苗、菠菜、萝卜、黄瓜、笋干等;水果如香蕉、梨等,同时适当增加花生油、豆油、香油的摄入。

(2)保证足够水分摄入:每天至少应保证水的摄取量达 2000 毫升,可喝些淡盐水或蜂蜜水。每天晨起空腹喝一杯温水以促进排便。

(3)坚持适量的运动:每天坚持一定强度的运动,协调肠道功能。

(4)促进排便功能:每天作提肛收腹运动,一天 4 次,每次 5~10 分钟。

(5)创造舒适、清洁的如厕环境。

(6)养成定时排便的习惯:早餐后胃肠活动活跃,易引起胃-结肠反射,此刻训练排便易建立条件反射,日久便可养成定时排便的习惯。

(7)食用一些润肠食物如香蕉、蜂蜜等,也可服用中药调理。

(8)避免用力排便,可用开塞露通便,也可遵医嘱适当使用通便药物。

155.腹痛常见的原因有哪些

(1)腹部疾病引起的疼痛:①腹腔脏器炎症,如阑尾炎、胃炎、胆囊炎、肠炎、胰腺炎、腹膜炎等;②腹腔内空腔脏器阻塞,如肠梗阻、肠道阻塞等;③血管性疾病,如胃肠血管栓塞、动脉瘤破裂等。

(2)腹腔外器官疾病引起的疼痛:①胸部疾病,如肺炎、冠状动脉阻塞;②脊柱疾病,如脊神经根炎或关节炎;③生殖器疾病, 如睾丸扭转; ④代谢性疾病所造成的疼痛,如铅或其他金属中毒、尿毒症、糖尿病酮症酸中毒等。

(3)其他因素:如神经性梅毒、带状疱疹、变态反应、肠道寄生虫病、功能性腹痛、痛经、腹部受凉等。

156.如何观察腹痛情况

出现急性腹痛时, 首先要弄清楚腹痛初起时和现时

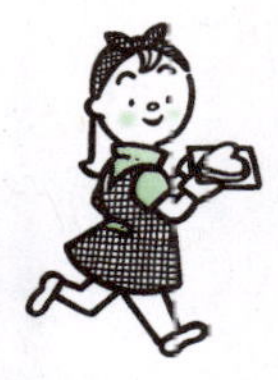

疼痛的部位，注意疼痛的经过，是剧痛还是隐痛，是阵发性还是持续性；疼痛有没有放射到其他部位，与大小便及饮食有无直接关系；疼痛时有无伴随症状，如恶心、呕吐、血尿、便血、腹泻、发热等。

成年女性，有性生活和停经史，突然出现的下腹疼痛，要考虑宫外孕可能；先出现上腹部疼痛，数小时后转移到右下腹疼痛，伴发热等症状，要考虑急性阑尾炎可能；大幅度运动后突然出现腹部阵发性的绞痛，要考虑腹腔脏器扭转可能；活动后突然出现腰部绞痛并向腹股沟、会阴部放射，可能出现了输尿管结石。遇到这些情况均应及时就医。

157.腹痛如何处理

出现腹痛，先观察腹痛情况，不能随便服用止痛药。如果是腹部受凉或饮食不当引起的肠道痉挛性腹痛，喝一杯热水或姜茶，注意腹部保暖；如痛经引起的腹痛，可作腹部按摩或热敷，避免冷食；诊断明确的腹部疾病如溃疡病、胆道炎症等按医嘱服用相应的药物，并注意相应的饮食调理。

突然发生的急性腹痛，原因不明，则先禁食，严密观察病情变化，注意伴随症状及其程度，不能缓解者及时送医院就诊。

（徐　军）

158.口腔溃疡常见原因有哪些

口腔溃疡是口腔黏膜病中常见的疾病，可因疼痛影响说话、进食而造成不适和心情不快。

口腔溃疡的发病具有较明显的复发规律性，间歇期不定,每次发作可在1~2周内自行愈合。所以临床上常称之为复发性口疮。

口腔溃疡的病因还不十分清楚,可能与病毒感染、细菌感染、精神因素、内分泌失调、维生素或微量元素缺乏、胃肠功能紊乱以及人体免疫功能失调有关。

159.口腔溃疡如何处理和预防

(1)保持口腔清洁卫生:进食后刷牙,经常漱口,可去药房购买相应的漱口水,以保证口腔清洁。也可用银花、野菊花、甘草等适量,煎水含漱。

(2)合理饮食:适量补充维生素、矿物质,平时注意饮食搭配,保证各种营养素的摄入。饮食要以清淡为好,避免辛辣等刺激性食物。

(3)避免口腔黏膜创伤:如果不慎在咀嚼时咬伤口腔黏膜,细菌就很容易侵入而引起溃疡,因而进食宜细嚼慢咽,避免损伤。如有咬伤,则要保持口腔清洁。

(4)保持大便通畅,积极治疗相关的全身性疾病。

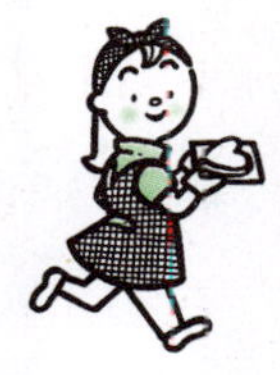

(5)劳逸结合，加强锻炼，生活有规律，提高机体免疫力。

(6)局部用药：可用锡类散、冰硼散、西瓜霜等涂撒溃疡处，一日数次。

160.急性胃炎有哪些表现，常见原因有哪些

急性胃炎主要表现为上腹部疼痛，一般为隐痛，也可出现剧痛。可伴恶心呕吐、胃出血，出血量一般为少量，可自行停止，但也可发生大量出血，表现为呕血和（或）黑便，上腹可有轻压痛。

急性胃炎常见的诱因有：

(1)进食刺激性食物，如烈酒、浓茶、咖啡、过量的辣椒等。

(2)暴饮暴食。

(3)进食不洁饮食。

(4)进食过酸过冷过于粗糙的食物。

(5)服用有些药物，如阿司匹林、铁剂、氯化钾口服液、酒精等。

(6)其他，如胆汁反流、幽门螺杆菌感染等引起的炎症变化，也可因严重脏器疾病、大手术、大面积烧伤、剧烈疼痛等引起的应激性胃黏膜炎症。

161.急性胃炎如何预防和处理

(1)短期内禁食或给流质饮食,好转后可给予少渣软饭。饮食温度合适,不过冷过热。

(2)养成良好的饮食习惯,充分咀嚼。不暴饮暴食,注意卫生。

(3)合理有规律地进食,避免刺激性食物或不新鲜食物,忌酒、咖啡、生葱、生蒜等刺激性食品,忌粗纤维食物如芹菜、韭菜、藕等。

(4)保持良好的心理状态,避免心理应激。

(5)避免对胃肠刺激性强的药物,有刺激性的药物宜在饭后服用。

162.晕厥常见原因有哪些

晕厥又称昏厥、虚脱等,是一过性脑缺血、缺氧引起的短暂性的意识丧失。晕厥常在站立或坐位时发生,很少在卧位时发生,表现为头晕、目眩、恶心、出冷汗和面色苍白等先兆,继而出现眼前发黑、无力而瘫倒。

引起晕厥的原因常见的有:

(1)血管性晕厥。由于某种强烈刺激引起的一过性晕厥,多见于年轻体弱的女性,常因恐惧、疼痛、看到流血、注射、小手术、强烈悲痛等诱发。

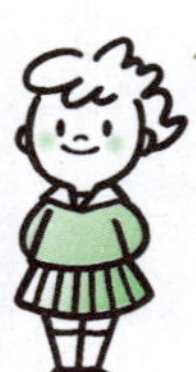

(2)体位性晕厥。从卧位或蹲位突然站立时发生,多

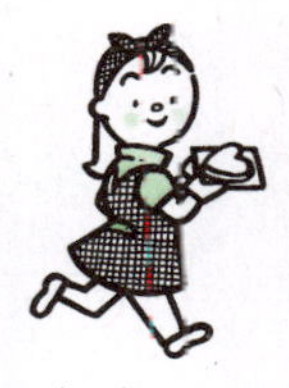

见于老年人和体弱多病、长期卧床者，因突然站立，血液淤积在下半身，回心血量减少，导致大脑缺血所致。

(3)颈动脉窦综合征。多见于有动脉硬化的中老年人，常因压迫颈动脉窦(颈前中部气管旁)引起，常由于衣领太紧、突然转动颈部而诱发。

(4)其他。如低血糖晕厥、心源性晕厥、脑源性晕厥等。

163.发生晕厥如何处理

(1)立即扶病人在空气流通处平卧，抬高双腿，解开衣领、腰带、胸罩，保持呼吸通畅。

(2)救助者用双手由病人下肢向其心脏方向加压按摩，增加回心血量，改善脑供血。

(3)用手揿病人的人中、少冲、合谷、内关、十宣等穴位，促进病人苏醒。

(4)安慰病人，解除紧张焦虑情绪，给饮热茶、咖啡或糖水。

(5)严重者及时送医院就医。

164.如何预防晕厥

(1)年老体弱、长期卧床病人，从卧位或蹲位起立时动作要缓慢。

(2)按时进餐,特别要注意早餐的质和量,避免过度饥饿引起低血糖性晕厥。

(3)避免压迫颈部两侧,衣领不要过紧。

(4)保持良好的心态,提高心理调节能力,避免强烈的心理应激。

(5)积极治疗基础疾病,遵医嘱服药治疗,不可随意停药或换药,定期复查。

(6)积极参加体育锻炼,增强体质,提高机体心血管、神经系统的反应能力。

165.何谓感冒,感冒有哪些表现

感冒是急性上呼吸道感染的俗称,也称“上感”。每个人都患过感冒,有些抵抗力差的人还会反复感冒。

由于个体差异及引起感冒的病原体种类多,感冒病情也轻重不一。主要表现为鼻塞、流涕、打喷嚏和咳嗽等症状,同时可伴有头痛、发热和全身酸痛等,有些还可能伴有腹痛、腹泻等消化道症状,一般经 5~7 天痊愈,也可并发支气管炎、肺炎、中耳炎、扁桃体炎和心肌炎等疾病。

166.引起感冒的原因是什么

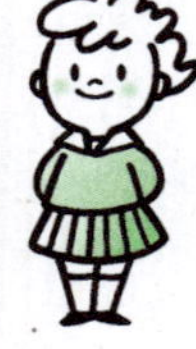

约 70%~80%的感冒由病毒引起。感冒通过空气飞沫传播,可引起家人之间、同事之间、同学之间相继得病。

引起感冒的病原体广泛存在上呼吸道,平时不引起

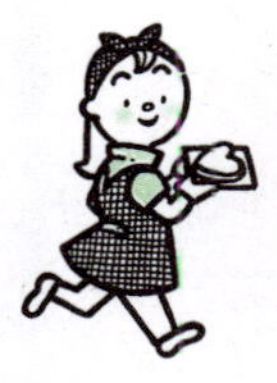

机体疾病，只有当机体抵抗力下降时才诱发感冒。受凉、淋雨、过度疲劳是感冒的常见诱发因素，它使机体全身或呼吸道局部防御功能降低，使原已存在于上呼吸道或从外界侵入的病毒或细菌迅速繁殖而引起本病。

167.感冒如何自我治疗

(1)感冒后最好卧床休息，减少体力消耗，预防并发症。

(2)多饮水，每天饮水量应在 2000 毫升以上，有利于毒素的排泄，发热时也有利于降温；多食水果以补充维生素 C。

(3)保持室内空气流通，维持适宜的温度、湿度。

(4)中医中药治疗。可随症选用银花、连翘、板蓝根等清热解毒药，藿香、薄荷、鲜芦根等解表药，或选用中成药如板蓝根冲剂、清热感冒冲剂等。不滥用抗生素。

(5)有发热者，做好物理降温，必要时口服解热药。

(6)对症治疗。鼻塞、流涕严重时可用温水熏蒸法，把热水倒入杯中，口鼻对准杯口深吸；适当使用 1%麻黄素滴鼻；可按摩迎香穴。

168.感冒出现哪些情况应及时就医

感冒出现下列情况时应及时就医：

(1)高热不退。

(2)咳嗽咳痰、气急。

(3)头痛、耳痛。

(4)眼睑水肿。

(5)关节痛。

(6)胸闷、心悸。

169.如何预防感冒

提高全身和呼吸道局部的抵抗力是预防感冒的关键。平时应注意:

(1)积极参加体育锻炼,合理膳食,保持有规律的生活和良好的心态,增强机体抵抗力。

(2)耐寒锻炼,坚持冷水洗脸,视身体情况坚持冷水浴,以提高机体对寒冷的适应能力。

(3)避免淋雨、受凉、过度疲劳等诱发因素。

(4)戒烟。

(5)在冬春感冒流行季节尽量少去公共场所,防止交叉感染。

(6)家人有感冒时,室内可用5~10毫升/立方米食醋加等量水稀释,关闭门窗加热熏蒸,每天一次消毒空气,定时通风,保持空气新鲜。

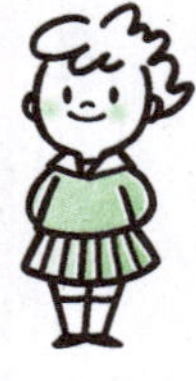

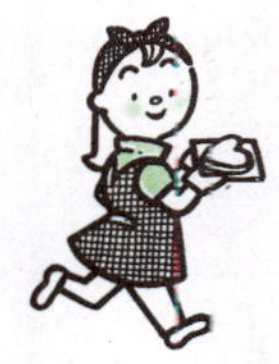

170.咳嗽、咳痰常见原因有哪些

(1)呼吸道疾病:呼吸道各部位,如咽、喉、气管、支气管和肺泡壁受刺激性气体、粉尘、异物、炎症、出血与肿瘤等刺激。

(2)胸膜疾病:胸膜炎、气胸等。

(3)心血管疾病:肺水肿、肺梗死等。

171.咳嗽、咳痰如何处理

咳嗽是机体的防御性反射，目的是排出气道内的分泌物或异物,以保持呼吸道通畅,但剧烈的咳嗽会使机体消耗体力,引起一些并发症。出现咳嗽咳痰时,首先要针对病因进行治疗,然后辅以下列自护措施。

(1)保持室内空气新鲜,保持适宜的温度、湿度。

(2)刺激性的剧烈干咳、无痰者可遵医嘱使用止咳药、镇静药;对痰液较多的咳嗽,应使用祛痰剂,不能使用止咳药。

(3)多饮水,每天保证饮水量在 2000 毫升以上,有出汗或天热要增加,以利稀释痰液。

(4)雾化吸入:用搪瓷杯盛沸水八分满,口鼻靠近杯口,张口深呼吸,持续 20 分钟,中间视情况更换热水,注意防烫伤。结束后勿立即外出,以免着凉。方便时可去医院进行超声雾化吸入。

(5)年老体弱咳嗽乏力者,叩背助咳,由下至上、由外向内有节奏地叩拍背部,以振动痰液,利于咳出。

(6)对于有大量脓痰的呼吸道慢性疾病病人可在医生指导下根据病变部位采取一定的体位进行体位引流。

(7)戒烟。

172.咽痛的常见原因有哪些,如何处理

咽痛最常见的原因是咽部组织的感染性炎症, 包括细菌性和病毒性炎症,如咽炎、咽部脓肿、扁桃体炎等,也可由于异物的损伤或剧烈咳嗽引起的咽痛。

出现咽痛可作以下处理:

(1)注意休息,避免疲劳,以利康复。

(2)保持口腔清洁,用漱口液漱口,多饮水。

(3)饮食不宜过热,宜选用凉的流质或半流质,避免刺激性食物。

(4)可口含冰块,颈部冷敷等减轻疼痛。

(5)使用一些含片含服治疗。

(6)如咽部或扁桃体红肿、有脓性分泌物,应遵医嘱使用抗生素;如有咽部脓肿,应切开排脓。

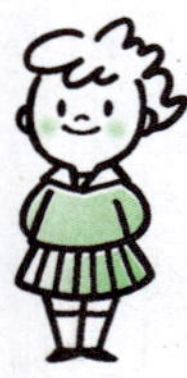

173.如何预防咽痛

(1)生活有规律,勿过度劳累。

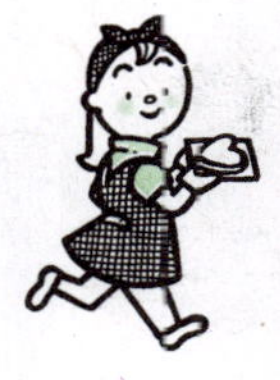

(2)戒烟、少喝酒。

(3)养成良好的个人卫生和生活习惯,每天至少早晚刷牙,平时进食后漱口,保持口腔清洁。

(4)保持室内经常通风,保持适宜的湿度、温度。

(5)注意气候变化,及时增减衣服,防止受凉感冒。

(6)加强体育锻炼,生活有规律,保证足够的睡眠,提高机体抵抗力。

(7)多喝水,少喝一些刺激性饮料。

174.急性结膜炎的原因是什么,有哪些临床表现

急性结膜炎常由细菌感染引起,俗称“红眼病”,多见于春秋季节,散发或流行于集体生活的人群中。

急性结膜炎发病急,眼睑肿胀,双眼结膜充血,结膜表面有黏液或脓性分泌物。由于分泌物多,常使上下睫毛粘在一起,早晨起床睁眼困难,病人自觉患眼刺痒、异物感、灼热感,畏光、流泪。

175.急性结膜炎如何处理

(1)做好家庭隔离。本病有较强的传染性,可造成广泛的流行。洗漱用具专人专用,脸盆、毛巾等不能互用,接触病人眼睛如给病人涂眼药后要洗手消毒。

(2)根据医嘱滴抗生素眼药水或涂眼药膏,白天滴眼

药水,每半小时一次,临睡前涂眼药膏一次。

(3)分泌物多时,可用生理盐水或3%硼酸水冲洗眼结膜,一天2~3次。

(4)畏光者可戴有色眼镜,不能包封患眼。

176.急性结膜炎如何预防

(1)注意个人卫生,不用脏手擦眼睛,个人生活用品专用。

(2)发病期间少去公共场所。

(3)集体生活中特别要注意消毒隔离,如有病人要及时隔离消毒,如病人的洗漱用具、枕巾等要进行消毒。

(4)提高机体抵抗力,增强抗病能力。

177.何谓电光性眼炎,有哪些表现

电光性眼炎又称紫外线眼炎,是由于眼部受紫外线过度照射所引起的角膜和结膜的浅层炎症反应。由太阳光中的紫外线造成的损伤又称日光性眼炎。

长时在雪地上行走,由于阳光直接照射加上雪地的反射,可造成同样的病变,此称为雪盲。在高原寒区,空气稀薄,紫外线照射强烈,眼睛不加防护或直视太阳也可出现雪盲。

电光性眼炎或日光性眼炎的表现有:初起时,两眼有

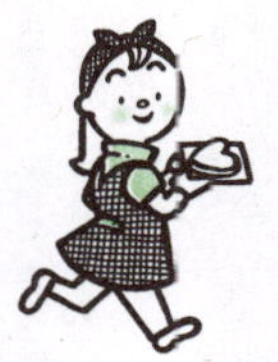

异物感，似有砂粒摩擦，随后出现刺痛或灼痛、结膜充血发红、严重怕光、流泪、视物不清、眼睑痉挛等，眼前可出现闪光幻觉，视力减退的同时伴有头痛。发病后数小时至两天内症状最重，一般病人会在3~7天内基本恢复，严重者会延续数周。

178.电光性眼炎如何处理

(1)及时脱离紫外线照射环境。

(2)止痛：可滴2%的普鲁卡因眼药水，或遵医嘱用1%地卡因滴眼。

(3)消毒的新鲜人乳或牛乳频繁滴眼，可代替以上药物，因为乳汁中的蛋白质附着在角膜上皮脱落区而形成一层薄膜，具有保护和止痛作用。

(4)眼部冷敷以减少局部充血，同时起到止痛的作用。

(5)怕光者可用眼罩或有色眼镜，还可用绷带包扎双眼24小时，以减轻症状。

(6)遵医嘱用抗生素眼药水滴眼或眼药膏涂眼。

179.电光性眼炎如何预防

(1)电焊工人工作时要使用防护罩。

(2)在使用紫外线灯消毒时，人体要避免直接暴露于紫外线灯下。

(3)在高原、雪地上、海滩上行走要戴有效的防护眼镜。

(4)避免直视太阳,特别在使用天文望远镜时更要注意避免直视。

(张天华)

180.何谓沙眼,有哪些表现

沙眼是由沙眼衣原体引起的一种慢性传染性结膜炎,因患眼睑结膜粗糙不平,形似砂粒,故名“沙眼”。

沙眼多发生于儿童及青少年,急性期表现为畏光、流泪、异物感,分泌物黏稠,睑结膜充血,睑结膜乳头增生,上下穹隆部结膜布满滤泡。急性期经过1~2个月即进入慢性期,在此期,结膜充血减轻,显污秽肥厚,乳头增生,滤泡大小不等。滤泡于上睑上缘及上穹隆结膜显著,下睑则少而轻。此期经过数年乃至数十年,结膜病变逐渐为结缔组织所代替而形成瘢痕,重者发生各种后遗症和并发症。

181.沙眼如何处理

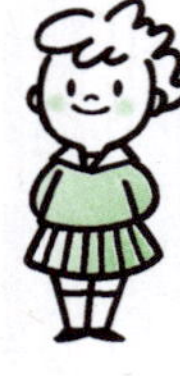

(1)急性期注意休息,限制活动,慢性期一般体力活动不受限制。

(2)眼部用药:0.1%利福平或0.5%金霉素或新霉素眼药水滴眼,也可用0.25%的氯霉素眼药水、10%~30%

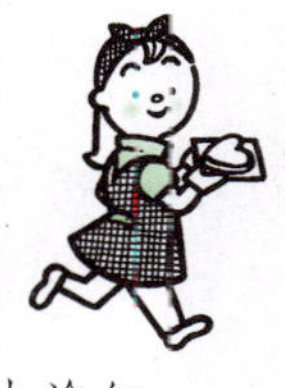

磺胺醋酰钠眼药水，每日 3~6 次，每次 1~2 滴。晚上涂红霉素眼膏或磺胺眼膏。

(3)全身用药：必要时按医嘱口服磺胺制剂、螺旋霉素、新霉素、四环素及强力霉素等，均可收效。全身用药需与局部滴眼药配合。

182.沙眼如何预防

(1)提倡一人一巾一盆，不互用毛巾、脸盆和手帕。

(2)公共场所的公用洗浴用具须严格消毒。

(3)平时注意眼部卫生，不用脏手揉眼。

(4)沙眼病人的用物要做好消毒。

183.何谓麦粒肿，有哪些表现

麦粒肿是睑腺的急性化脓性炎症，俗称“偷针”。此病多见于机体抵抗力减弱、便秘或屈光不正的人。其病原主要由葡萄球菌感染所致。发生在睑缘毛囊皮脂腺者叫外麦粒肿，发生在睑板腺者叫内麦粒肿。

开始表现为眼睑局部红肿、疼痛、有硬结和触痛，数天以后出现黄色脓点，破溃排脓后红、肿、痛迅速消退，位于外眦部者，因压迫静脉回流，使眼睑及邻近球结膜水肿。外麦粒肿的脓点和破溃在睑缘附近的皮肤，内麦粒肿的脓点和破溃在睑结膜。

184.麦粒肿如何处理

(1)早期局部热敷,用湿热毛巾盖于眼部,每日数次,每次20分钟,以促使炎症消退。

(2)滴抗生素眼药水,每日3~4次。重者遵医嘱口服抗生素。

(3)化脓成熟时请医生处理,切忌用力挤压局部,因为眼睑的血管与眼眶和颅内血管有联系,用力挤压,会促使炎症扩散,甚至引起颅内并发症。

(4)流泪发痒时不能用手指擦眼,要用柔软干净的手帕擦泪。

185.麦粒肿如何预防

(1)平时注意锻炼身体,增强机体抵抗力。

(2)毛巾、手帕专人专用,并经常清洗、日光曝晒消毒。

(3)不要用脏手擦眼,矫正屈光不正。

(4)反复发作者,注意保持大便通畅,避免辛辣刺激性食物,并检查有无糖尿病。

186.何谓鸡眼,有哪些表现

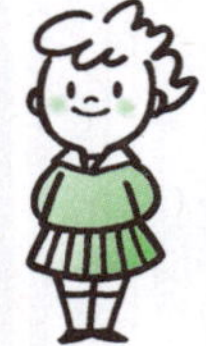

鸡眼是发生在足跖、趾间、小趾外侧、趾尖及趾背等处因长期受挤压或摩擦而引起的角质增生，是一种足部局限性圆锥状角质增生性损害，与鞋子不合适或足部畸

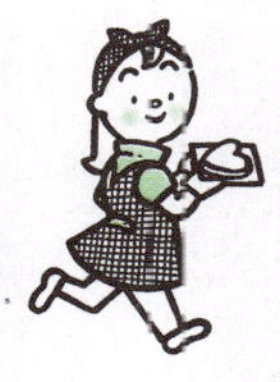

形有直接的关系。

鸡眼表现为局部皮肤有豌豆大小淡黄色圆形坚硬的角质物,无全身症状,行走或局部压迫后疼痛。如果用刀削去表面的角化物质,中央便会露出一坚硬的圆锥形角栓,尖端楔入皮内,境界明显,周围有一淡黄色透明的环,形同鸡眼而得名。

187.鸡眼如何处理和预防

(1)切忌用不干净的刀剪去鸡眼,特别是街头修脚小摊上的未经消毒的刀剪,互用可导致一些疾病的传染,如乙型肝炎、艾滋病等。

(2)局部治疗。在医生指导下使用药物,常用的药物有鸡眼膏、10%水杨酸、冰醋酸等;也可用复方水杨酸粉(水杨酸 80 克,纯石炭酸 20 克)封包疗法:将胶布剪一个稍大于鸡眼的小孔,将此胶布贴于患处,使鸡眼暴露于胶布的小孔内,胶布起到保护周围皮肤的作用,这时将复方水杨酸粉敷于鸡眼上,再用一胶布密封固定,7 天后取下,一般一次包封后即可脱落,如一次没有完全脱落,可再次封包。

(3)每天用热水泡洗双足,以改善足部的血液循环,促进新陈代谢,软化角质便于刮去,减少对组织的刺激。

(4)鞋子大小要合适、舒服,鞋内衬软垫,减少对组织的刺激。

188.手足癣的原因是什么,有哪些表现

手足癣是致病性皮肤丝状真菌在手足部位引起的皮肤病。根据其发病部位又可区分为足癣和手癣。足癣的患病率远较手癣为高,在我国南方尤为常见。在有些经常穿着胶鞋的工种中,患病率可高达80%以上,手癣常由足癣感染到手部而引起,这两种癣有时占皮肤科门诊病人的20%以上。

根据足癣致病性真菌的种类,病人卫生习惯和体质不同,其临床表现也各有差别。主要表现为:①角化过度型。特征为无水疱及脓疱,主要表现为皮肤角化过度,粗糙无汗,每到寒冷季节常致皮肤皲裂,甚至夏季也不能恢复,病损多位于足跟、足跖及足旁,常对称成片,有时严重发展后尚可波及整个足跖及足背。②丘疹鳞屑型。足跖有明显的小片状脱屑,呈弧形或环状附于皮损的边缘,当寄生真菌繁殖活跃时,可在增厚的基础上发生红斑、丘疹,此时局部发痒,此为常见类型。③水疱型:常位于足跖及足缘,呈群集或散发的小水疱,伴有瘙痒,水疱位置较深,疱壁不易穿破,周围无红晕,数天后可吸收脱皮,可向四周不断扩展蔓延,有时小水疱融合成为大水疱,疱液澄清略呈黄白色,如有细菌继发感染则成黄色脓疱。④趾间糜烂型:由于真菌喜在潮湿而温暖的趾间生长繁殖,因而易致趾间表皮角质层增厚,并因湿润浸渍而发白,有时常伴多汗,移除浸软的白皮即可暴露出红斑糜烂的基底,甚或裂隙,一般好犯第三、四趾间,久之也可波及全部趾间,奇痒难忍,

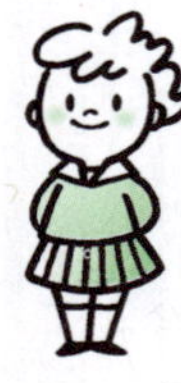

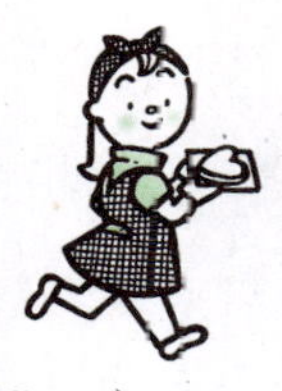

常有细菌继发感染而发生恶臭，中医称之为“臭田螺”。病变常为夏季加重冬季减轻，但也可终年不愈。⑤体癣型：可由上述诸型尤其是丘疹鳞屑型、水疱型发展至足背而来；呈弧状或环状的边缘，但常与足跖或足缘的皮损毗连，也可完全融合为一环状，因而与真正的体癣不同，实际上已是足癣、体癣同时并发；可伴剧痒；夏季尤为多见。

189.手足癣如何处理

(1)指趾间糜烂型可先用枯矾粉或脚气粉，待收干脱皮后再改用1%克霉唑霜或土槿皮酊等。

(2)水疱型可用复方水杨酸酊剂，1%克霉唑霜或复方雷锁辛涂剂，也可考虑用10%冰醋酸或羊蹄根醋浸液外涂。

(3)丘疹鳞屑型及角化过度型宜用癣药膏或1%克霉唑霜。

(4)对有继发感染者应先用抗菌药物控制继发感染后再进行抗真菌治疗。

(5)对伴有癣菌疹的严重足癣病人，可考虑短期内服用灰黄霉素以控制播散，其后再逐步对症治疗，切不可用强烈的癣药膏或癣药水，以免刺激而扩散。

(6)注意鞋袜清洁，避免局部皮肤抓破，防继发细菌感染，如甲癣、体癣、丹毒、蜂窝织炎、淋巴管炎、淋巴结炎、癣菌疹等。

190.手足癣如何预防

(1)手足癣的预防关键在于注意个人、家庭及集体卫生,不互用洗脚盆,不互穿鞋袜。手足癣发病与密切接触传染源有关,共用洗脚盆、拖鞋等是足癣的重要传染途径,而足癣是引起手癣的主要原因。

(2)经常更换鞋袜、清洗手足,保持局部皮肤清洁干燥。

(3)及时治疗,避免抓搔病灶,预防向身体其他部位扩散。

191.冻疮有哪些表现

冻伤是人体遭受低温侵袭所引起的组织损伤,分为两类。一类称非冻结性冻伤,是由10℃以下至冰点的低温和潮湿引起如冻疮、战壕足等;另一类为冻结性冻伤,由冰点以下低温所造成。冻伤分为全身冻伤和局部冻伤,轻者仅局部红、肿、痛、痒、热,重者可累及肌肉和骨骼,甚至危及生命。

冻疮属于局部冻伤,常在冬季不知不觉中发生,部位多在耳廓、手、足、脸颊等处,局部发红、发紫、肿胀、痒痛,有时起水泡、糜烂、破溃、结痂。如无感染,天暖后自愈。但来年冬季容易复发。

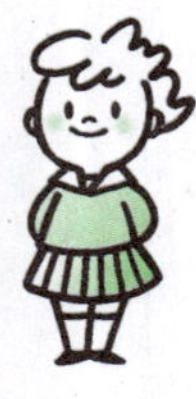

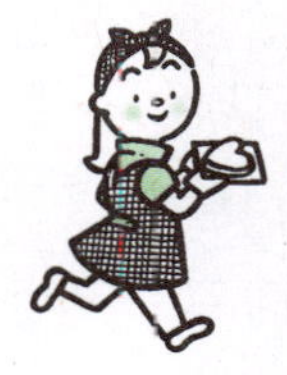

192.冻疮如何处理和预防

(1)脱离寒冷的环境，冻伤部位浸泡在38~42℃温水中，30分钟左右擦干，或用热毛巾湿敷，注意保暖，防继续受寒。

(2)冻疮皮肤未破时，可用当归、红花、花椒各15克水煎后外洗。洗时轻轻按摩局部，以促进血液循环，洗后涂冻疮膏。

(3)有溃烂的伤口可用热茶水清洗，外涂红霉素软膏或其他抗生素软膏。

(4)平时做好保暖工作。冻疮好发于肢端，在寒冷的冬季外出，宜做好头面部、手和足的保暖。

(5)防止局部受压，特别是鞋袜不要太紧，以利血液循环。

(6)身处寒冷环境时，做适当的运动，喝热茶、热糖水、热牛奶、热果汁或姜汤，以维持体温，促进皮肤血液循环，防冻伤。

193.何谓拉伤、扭伤，有哪些表现

拉伤是指肌肉及肌腱因过度伸展或过度使用而发生的损伤。急性拉伤通常由于扭转动作过猛造成，而慢性拉伤则常由于反复过度使用肌肉而引起。

扭伤是指由于外力的作用致使关节异常扭转，超过

其正常伸展和屈曲活动的范围,造成关节囊、韧带、肌腱等组织的损伤。

拉伤、扭伤的表现是:局部肿胀、疼痛、皮肤青紫、关节活动受限等。

194.拉伤、扭伤如何处理

严重的拉伤、扭伤应及时就医,排除关节和骨骼的损伤。轻微的拉伤、扭伤自我护理如下:

(1)抬高伤肢,卧床休息。抬高受伤部位,促进伤处的静脉回流,减轻水肿,休息可促进组织修复,减轻疼痛和促进愈合。

(2)冷敷。伤后48小时内使用冷敷,以减轻伤处充血水肿和疼痛。

(3)热敷。伤后48小时后使用热敷,使肌肉松弛,促进局部血液循环,增加伤处血液供应,以利于局部水肿液的吸收,促进康复。也可进行红外线照射或理疗。

(4)伤处可贴膏药或者敷消肿散(芙蓉叶30克、赤小豆10克、芒硝粉3克,研成细末,加蜜或白酒调成糊状,敷在患处,2~3天换1次),在敷药前可按摩伤处,用双手拇指轻轻揉动,揉动方向是从下至上,这样既能止痛又能消肿。

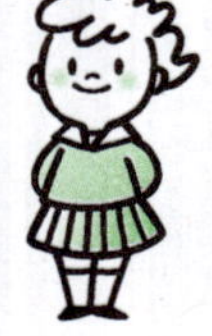

(5)适当活动。在仍然疼痛的时候尽量避免活动扭伤的肌肉;当疼痛减缓后,开始缓慢地做一些适度的恢复性运动,避免运动强度和运动幅度过大而再次造成损伤。

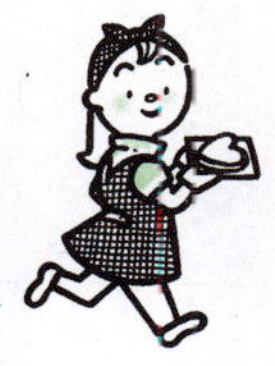

195.如何预防拉伤、扭伤

(1)经常参加合适的体育锻炼,保持肌肉的力量和良好的柔韧性。

(2)运动前进行适当准备活动,避免运动损伤。

(3)量力而行,不做力所不能及的体力活动或运动项目。

(4)鞋跟不宜过高过细,以防踝关节扭伤。

(5)做好运动保护,避免过度疲劳。

196.何谓晕动症,有哪些表现

晕动症是指乘车、船、飞机时,由于交通工具的加、减速或颠簸震动,刺激人内耳的前庭迷路而出现头晕、头痛、恶心、呕吐,甚至虚脱、休克等症状,伴有面色苍白、出冷汗、心动过速或过缓、血压下降或眼球震颤、平衡失调等。本病主要发生于乘车、船、飞机的过程中,可因情绪抑郁、精神紧张、过于饥饿、过度疲劳及嗅吸异常气味等诱发。晕动症病人的症状因人而异,轻的微觉头昏;重的恶心、呕吐、出冷汗,甚至昏倒。

197.晕动症如何预防

本病的发生因人而异,症状轻重不同,其处理的原则是加强预防,及时对症处理。

(1)对于以往有过晕动症病史者,可在乘车、船、飞机前 30~60 分钟服用抗晕、镇静、止吐药物。最为常用的是茶苯海明,又称乘晕宁,50~100 毫克口服,每 4~6 小时 1 次,也可选用复方晕海宁、敏克静等。

(2)在乘车、船、飞机时发生晕动症,应尽可能让病人平卧,亦可将头靠在椅背上闭目休息。同时,要保持通风、凉爽、空气新鲜,若出现呕吐,宜及时清除呕吐物。另外,针刺或手指按压内关、合谷及中脘穴,对及时缓解症状和预防本病发生亦有作用。若呕吐剧烈,出现休克、虚脱、水电解质平衡失调者,宜送医院诊治,及时补充体液,纠正酸碱失调。

(3)乘车、船时,饮食不宜过饱或过于饥饿。

(4)将视力集中于远处不动的物体,戴中层涂少许清凉油的口罩, 可减少因视觉因素或嗅觉因素而诱发晕动症的机会。

(5)长途旅行前应充分休息,保证足够的睡眠,并多做头部运动,可提高对震动的适应能力而减少发病机会。

(奚琼霄,刘聪华)

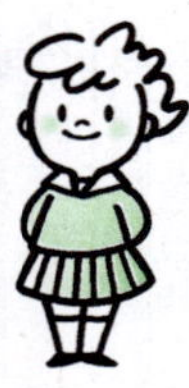

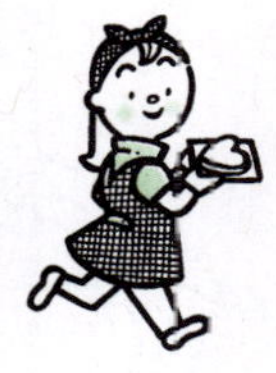

第三部分　保姆须知

198.保姆仪表有哪些要求

保姆的一般仪表要求有:

(1)头发整齐,发型大方,不使用有浓烈气味的护发用品。

(2)可化淡妆,不浓妆艳抹。

(3)保持整洁,经常洗澡、更换衣裤。

(4)去过洗手间后,切记洗手。

(5)手指甲短而清洁,不留长指甲。

(6)穿着整齐,衣服、鞋袜经常更换,无异味、污迹。

(7)不吃易产生异味的食物,饭后漱口,保持口腔清洁,无口臭。

(8)经常保持微笑,精神饱满,和蔼可亲。

(9)不留披肩发,不戴大耳环,不戴戒指,不涂鲜艳的指甲油。

199.保姆仪表要注意哪些问题

保姆在仪表上要避免以下情况：

(1)过分裸露。保姆工作期间不应裸露胸部、腹部、腋下、大腿部位；在特别正式的场合，脚趾与脚跟同样不应裸露。

(2)衣服过分薄、透。保姆衣服不宜过分单薄和透明，以免让自己的内衣甚至身体的隐私部位"暴露于众"，防止引起人的错觉和误解。

(3)衣服过分紧身。保姆衣服要合体，避免过于肥大而影响工作；同时也不宜过于瘦小，以免使自身身体线条毕现，甚至连内衣的轮廓也突显在外，特别是一些较胖的人尤其要注意。

(4)衣装过分艳丽。保姆衣装过于艳丽花哨，令人眼花缭乱，容易给人以轻薄、浮躁之感，应注意避免。

(5)衣装不整洁。保姆衣装要避免布满皱折、出现残破、遍布污渍、沾有脏物、散发异味等，应保持干净、爽洁和平整。

200.保姆的体态要求及注意事项有哪些

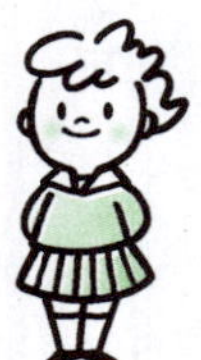

保姆的一般体态要求和注意事项有：

(1)站姿。两足略分开或两足跟并在一起，收腹、挺

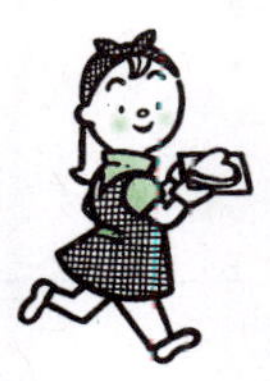

胸，双臂自然下垂，双肩平衡，头正，眼睛平视，下巴微收。切忌双手交叉抱在胸前或在背后，亦不宜歪斜身体或晃动腿脚，以免给人以傲慢的感觉。

(2)坐姿。大部分身体坐进椅子或沙发上，头正，上身微微前倾，腰背挺直，双臂自然下垂，双手分开放于膝上或一手放于大腿上，另一手肘部放于沙发或椅子的扶手上，双腿并拢垂地或微内收，两足并在一起，两足后跟微微提起。切忌叉开大腿、跷二郎腿或摇腿、弯腰驼背、手托下巴、裙子掀起露出大腿；亦不可仅坐一点边儿，或全身躺在椅子或沙发上；同时避免摸头、抓耳、抠鼻子等动作。

(3)交流体态。用平和的目光平视对方，面带笑容，精神饱满，举止端庄、大方、自然。注意不要用左手与别人握手；一般情况下，长辈、上级、主人、女士先伸出手时，你再伸手去握，如果他们不伸手，就可以用点头或微微曲身表示敬意；尽量避免过于夸张的体态语言。

201.保姆手持物品应注意哪些问题

保姆在工作中，经常需要帮助他人持某种物品，在持物服务时，要特别注意稳妥、自然、到位、卫生。

(1)稳妥：手持物品首先要注意确保物品安全，尽量轻拿轻放，同时要防止物品碰伤他人或自己。

(2)自然：根据物品大小、重量及易碎程度，可用单手或双手持物，可以用拿、捏、提、握、抓、扛、夹等不同的姿势持物。不过要避免手势夸张,"小题大做",有失自然美。

(3)到位:手持物品到位,也就是将手放在应放的位置,如提箱子应拎其提手,拿杯子应握其杯耳,持锅应持其手柄等。

(4)卫生:持物的卫生问题也是一个重要方面。为人拿食品时,切忌直接用手拿;敬茶、斟酒、送汤、上菜时,万不可把手指搭在杯、碗、碟、盘边沿,更不能无意之间使手指浸泡在其中。

202.保姆传递物品时应注意哪些事项

保姆在递送物品时应注意:

(1)双手为宜:用双手接物或递物于人为最佳, 不方便用双手时,要采用右手,以左手递物常被视为失礼之举。

(2)交于手中:递给他人物品,以直接交到对方手中为好,不到万不得已,最好不要将所递物品放在别处。

(3)主动上前:传递物品双方相距较远时,递物者应当主动走近接物者。如自身是坐着的话,应尽量在递物时起身站立为好。

保姆应避免的几种手势:

指指点点;
随意摆手;
抱臂胸前;
双手抱头;
摆弄手指;
手插口袋;
抚摸身体;
搔首弄姿。

(4)方便接拿:递给他人物品,应为对方留出便于接取物品的位置,不要让对方觉得无从下手。递交有文字的

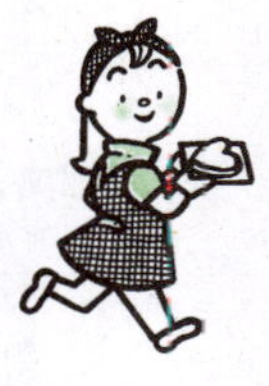

物品，还须正面面对对方。

(5)尖、刃内向：递交带尖、带刃或其他易于伤人的物品于他人时，切勿以尖、刃直接指向对方，应当使其朝向自己或他处。

总之，保姆在接递物品时，应当目视对方，而不要只顾注视物品，一定要用双手或右手传递物品，不可单用左手传递；必要时，应起身而立，并主动走近对方，当对方递过物品时，再以手前去接取，而切忌急不可待地直接从对方手中抢取物品。

203.保姆入座应注意哪些事项

(1)不抢先入座。与他人一起入座，而对方又是自己的服务对象时，一定要先请对方入座，而自己切勿抢先入座。

(2)在适当的位置轻轻就座。与他人同时就座时，应当注意座位的尊卑，主动将上座相让于人。同时不能坐在桌子上、窗台上或地板上，一定要坐在椅、凳等常规的位置上。若条件允许，在就座时最好从座椅的左侧入座，这样做是一种礼貌，也易于入座。就座时，动作轻柔，尽量不要坐得座椅乱响，噪音扰人。

(3)向周围人致意。就座时，如周围坐着熟人，应主动跟对方招呼。若身边的人不认识，也应点头示意。

(4)不背对他人就座。在他人面前就座，应先侧身走近座椅，背对座椅站立，以小腿确认一下座椅的位置后就势坐下,不能背对他人入座。同时,坐下后要调整自己的体位,或整理一下自己的衣服,使自己坐得舒适,但这一动作不宜与就座同时进行。

204.保姆离座应注意哪些事项

(1)先有表示。身旁有人,在离开座椅时,须以语言或动作先向其示意,随后方可起身离开。避免突然一站而起,使旁人受惊扰。

(2)注意离座的先后次序。与他人同时离座,要注意先后次序,应稍后离座。

(3)缓慢起身,站好再走。离座时,动作轻缓,避免弄响座椅,或将椅垫、椅罩弄得掉在地上。离座时先站定,后离去,不应起身就走,或离座与走同时进行,以免显得自己过于匆忙。

(4)从左侧离开。如有可能,宜从左侧离去。"左入"、"左出"是一种礼仪。

205.保姆用餐应注意哪些事项

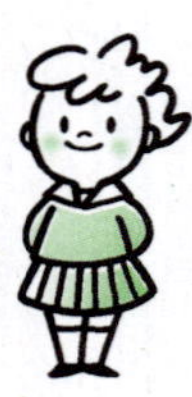

(1)不用餐巾纸等擦拭酒杯、餐具,这是对主人或餐馆的不礼貌行为,同时也是一种不卫生的行为。

(2)使用筷子时,如桌上有箸架,应将筷子放在箸架上,如无,则将筷子放于小盘上。

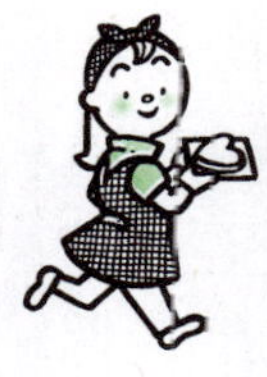

(3)个人盘内所盛的菜、饭要尽量吃完。

(4)即使用筷子无法夹起的菜,也不可用手去帮忙。

(5)碗里的饭未吃完,不要去添饭。

(6)用双手接过别人斟满的酒;别人帮助添饭,要用双手去接碗。

(7)不想多喝酒,应婉言谢绝,不可将酒杯倒置。

(8)用餐时交谈,说话轻声,不影响他人或邻桌,同时注意先咽下嘴里食物再开口说话。

206.保姆接听电话应注意哪些事项

(1)电话铃响后,应迅速接听。如铃响三遍后才听,应向对方表示歉意,说一声"对不起,让您久等了"。

(2)拿起电话,应说"您好,我是×××或这是×××家"。不应说"喂,找谁",这是一种不礼貌的方式。

(3)如果对方拨错了号,应礼貌地告诉对方"对不起,您拨错号了",然后轻轻挂断,而不要粗暴地说一声"错了",马上挂断。

(4)如对方要找的人不在,应热情询问对方"我可以帮您什么忙吗",并准确无误地记下对方的留言,及时转告。不可回一声"不在"就挂断电话;也不可说"请问您是谁,您有什么事",这样有打探他人隐私之嫌。

(5)对那些不愿或不宜与之通话的则可以说"对不起,×××不在,请您以后再打来"。因为有些电话是人们所不愿接听的,如推销电话、骚扰电话等。

(6)需要你转达信息的,要确认并记录以下一些内容:①对方的姓名和单位名称;②接电话的时间;③要转达的事情;④对方电话号码;⑤联络的方式。

(7)接待客人时,尤其是接待重要客人,不应长时间接听电话。接电话时,应先对客人说“对不起,请稍候,我接一下电话”,然后迅速结束电话,继续接待客人,并对客人说声“对不起”。如果电话一时讲不完,则应另约时间再谈,不应把客人晾在一边长时间打电话。

207.保姆如何称呼他人

作为保姆,在主人不在家时经常要代替主人接待来宾或接听电话,这就有个如何称呼他人的问题。称呼用词得体十分重要,要注意以下几个方面。

(1)使用称呼注意语言习惯和职业特点。在我国,“同志”称呼适合不同年龄、不同性别、不同职业、不同职务的人,对于初次交往或陌生人称“同志”是比较合适的。

对工人:比自己年长的可称“老师傅”,与自己同龄或小于自己的人可称“师傅、小师傅”;对农民:比自己年长的可称“大伯、大娘、大妈”,与自己同龄或小于自己的人可称“同志”,也可称“大哥、大姐、老弟、小弟”等;对经济界人士:可用“先生、女士、小姐”等相称,也可用职务相称,如“董事长、经理、主任、科长”等;对知识界人士:可用职业相称,如“教授、老师、医生(大夫)”,也可用“先生、女士、太太”相称;对文体界人士:可用职务称,如“团长、导

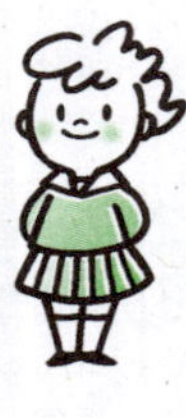

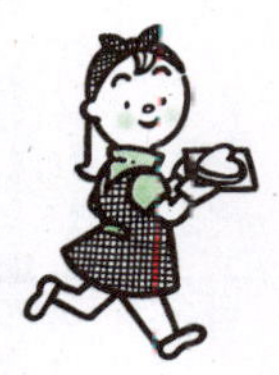

演、教练、老师”等，对于一般的演职员、运动员，不宜用“××演员、××运动员”来称呼，而要称呼“先生、小姐”等。

(2)称呼要注意年龄特点。对30岁不到的人称呼“老张、老李”、对未结婚者称呼其“太太、夫人”会使人反感，应特别注意避免。

(3)称呼要符合身份，一般礼仪中称呼“女士、小姐、先生”是合适的，不能称呼学者为“师傅”、单位领导为“大伯、大妈”等。

208.保姆如何与人交流

保姆与人交流时要注意：

(1)听人说话，要面向对方，注视对方眼睛，或用眼睛的虚光遮住对方的面部，并作适当的附和或点头等动作，表示自己听懂或理解、接受对方所说的话。与人谈话，双方距离不宜过近或过远，以1米左右为宜。

(2)当有两位以上客人来访时，要先与年长者说话，也要偶尔把视线投向另外的客人。

(3)不要像评价对方似的不客气地盯着对方的脸，不能一直盯着对方的脸或身体的某个部位看不停。

(4)与对方谈话不宜四下张望，不宜斜眼窥视人身旁的报纸、杂志等，不要直眼打量与自己擦肩而过的人。

(5)做一名好的听众。如果自己不善言谈，不妨做一个好的听众。一个善于交际的人，实际是一个善于听讲的人。

209.保姆如何与雇主家庭成员相处

雇主家庭成员可以因文化、经历及职业等的不同，其脾气秉性、兴趣爱好及行为特点等亦大不相同。保姆应学会如何与他们相处。

(1)尊重、照顾长者：对于年老者，保姆要经常问候他们，过问他们的身体和生活情况，履行自己的责任，尽到自己应尽的义务。与长辈交谈，要讲究礼貌，多用讨教的语气。有不同的意见，要注意场合，把握分寸，阐述自己的观点，但不要刻意去改变老人的看法。尊重老人的习惯和爱好，家居安排等应尽量按老人的要求去做。

(2)平等地与同辈交流：与同辈交往，可多交流探讨一些共同关心和感兴趣的话题，如工作、学习、生活等，互通信息，各抒己见，互相切磋。有不同的意见，求大同存小异，尊重对方的看法，不要把自己的看法强加于人，也不要因此低估自己。

(3)关心体贴孩子：与孩子交往，平等相待，多关心体贴，不以长辈自居，不动辄批评、教训人。孩子犯错时，要耐心说服，注意批评的方式，让孩子易于接受并改正。对孩子的生活起居要尽心周全地安排，注意和孩子建立信任、融洽的关系。

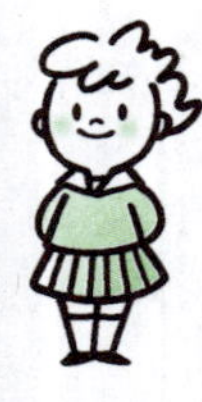

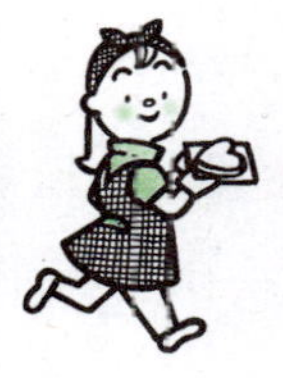

210.保姆如何招待客人

如主人不在,保姆代为招待客人时要注意:

(1)准备工作。接待事先约定的客人,要提前做些准备。要先打扫室内卫生,调节室内温度,如要招待吃饭则事先做好菜肴的准备。如是临时客人,则对房间有些乱等作一些解释,但不要当着客人的面整理房间,以免引起误解。

(2)欢迎客人到来。客人到达时,要热情大方,面带微笑,在大门口轻轻致意"欢迎,请进",接过客人的大衣、帽子等物暂时存放起来。

(3)引客人进屋入座。如果有几个客人,则走在客人的前面,侧着身子,边走边说话,还要照看后面的客人,边走边指引方向,向客人招呼"请,向这边"等话。如果是一个客人则可并排而行。客人进门后,请客人入座,并请客人入上座,以表示尊敬,在夏天则宜让客人坐在较凉快的座位上,冬天则宜让客人坐在靠近暖气的座位上。

(4)招待客人。客人入座后,先与客人寒暄几句,再根据客人喜好给客人上茶或饮料和小吃之类食品。给客人送茶或饮料时,要双手递上,倒茶时不要倒得太满,有七八分满就可以了。

(5)处理客人礼物。在门厅收到礼物时,在室内寒暄时要再一次致谢,要把客人的礼物放在上座的位置,然后再拿到别的房间。

(6)学会与客人聊天。要了解客人的心理,找客人感兴趣的话题和喜欢的事物交谈，尽量让客人多说，做一个好听众。如果正值吃饭时间，应先问客人有无吃过，如吃过了则自己尽快吃完饭，再招待客人。

(7)送走客人。客人要走时，先真诚地挽留，说“再坐会儿，时间还早”之类的话，如客人坚持要走，则不要强留。把客人送下楼或送到楼梯口，目送一段距离，如果有电梯就送上电梯，然后回家轻轻关上门。

211.保姆如何与邻里相处

保姆与邻里相处要注意以下事项：

(1)碰面打招呼。邻里见面，千万不能昂头而过，旁若无人，要打招呼或点头微笑。

(2)切莫传播流言。邻里相处，切莫传闲话，对主人或他人的家庭生活之事勿到处说长道短，妄加评论，或无根据地猜疑别人如何如何。传闲话不仅显示你缺乏教养，而且会带来不必要的纠纷和麻烦。

(3)乐于助人。邻居有困难，要主动帮忙，遇事不斤斤计较。对于楼道之间的环境卫生等，要主动去做，切莫“自扫门前雪，不管他人瓦上霜”。

(4)借物及时归还。向邻里借物品，用后及时归还，如有损坏要说明情况，尽量避免借贵重的物品。

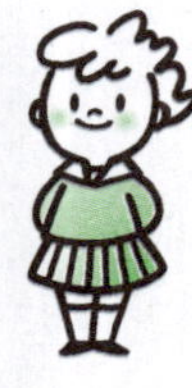

(5)切勿噪音扰人。尽量避免在房内乱敲、乱蹭，发出很大的响声；放立体声收录机、电视机等，勿把声音调得很大，弄得四邻不得安宁。自己在说话、办事前，要先考虑

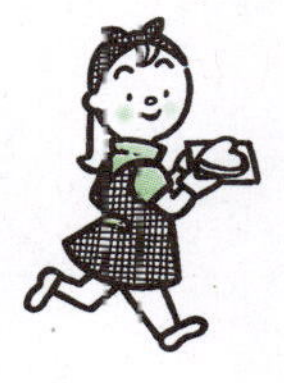

别人,最低限度要做到不妨碍别人。

(6)邻里和睦相处。对邻居要存异求同,多看别人的优点,有事互相帮忙,互相尊重。特别要注意与你楼下的邻居搞好关系。

212.保姆单独在家的安全防范

(1)有陌生人来访,不要马上敞开大门迎客,从室内的探视器里观察来者,视情况把门打开一个缝隙,不要解开门链,当面问清来意再做打算。千万不能随意打开大门,万一碰上那些推销态度强硬的推销员,或故意找茬的流氓之类,在你打开门的一刹那,他们就一脚伸进门里来,此时你要关门就来不及了。

(2)陌生人敲门问话,最好让其知道室内不只你单独一人。你可以大声而清楚地对房内喊:“关上电视机(收音机),有人敲门。”或在开门之前大声说:“你们别管,我来开门。”

(3)有不太熟悉的传呼或电话要你外出一下,不要随意出去。如要出门,在出门前一定要把门锁好,并检查一下其他安全措施,以免在短暂时间内发生室内钱物被盗等意外。

(4)晚上独处,要拉好窗帘,避免外人知道你独自一人在家。入睡前,要细心检查一下门锁、窗户插销,确保安全。

213.保姆如何处理室内可疑情况

(1)如走到家门口,察觉屋内有陌生人,则应立刻设法打电话报警。

(2)如发现门锁被毁或大门半掩,或听到搬动物件的声响,千万不要进入室内,应立刻电话报警或通知大厦管理处。如发现家门外有陌生人徘徊,也可打电话报警求助。

(3)如进入家门后发现有贼,在盗贼没有觉察的情况下,尽可能地悄悄退出门外,报警求助。面对盗贼,要冷静应付,不要惹恼他,尽量不让其动手伤人。同时小心观察,记住其容貌特征,待其离去后马上报警。

(4)半夜醒来发觉有盗贼,如其尚未入室,则马上开灯并唤醒其他人。如遇自己一人独处,宜虚张声势,大声喊叫"×××,有贼",窃贼多半不想跟户主正面相遇。

(5)如窃贼已入室,不要冒险去捉拿窃贼,卧室有电话就拨电话报警,随手拿花瓶、小刀等作自卫武器,迫不得已才动武。

214.保姆如何预防常见意外损伤

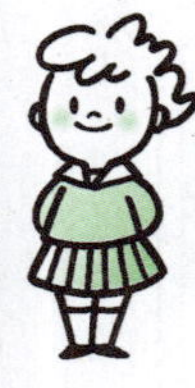

(1)高处取物防跌伤:高处取物一定要站稳扶牢,如站在椅子、凳子上取物,要有一人扶住椅子和凳子,并注意避免摇晃和打滑;如爬梯子,使用前要检查梯子是否结

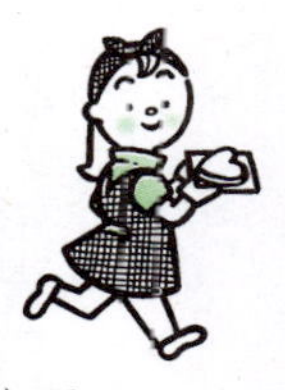

实，横档处有无破损、松动或有无虫蛀等，梯子竖放要注意坡度，梯脚注意防滑，最好有人扶住。

(2)擦室外玻璃窗时防坠落：擦室外玻璃窗时最好用专门的工具，人不宜站在窗口或窗外作业，尤其住高层建筑者更应注意。在擦玻璃窗时注意窗架是否牢固，小心扶住，用力得当，安全第一。

(3)日常工作防意外：工作时动作稳妥，避免动作急猛，搬运重物要量力而行并且注意用力得当，防止扭伤；室内物品放置有序，地面防滑，防绊倒或滑倒；切忌手握利器开玩笑，防止失手伤人伤己；使用瓷器或玻璃器皿时，防破损，防割伤划伤；使用煤气要按常规操作，点火时注意安全，不用时要确认关闭总阀，防止火灾和中毒事件发生。

215.保姆如何安全用电

(1)使用电器，应按说明书操作。

(2)切勿乱接电线，不用湿手接触电源，防止触电。

(3)电熨斗、电炉等用毕要及时切断电源。

(4)不能用灯泡烘烤衣服，不宜用纸做灯罩，暖炉应远离窗帘、被褥或易燃物品。

(5)收音机、电视机、录音机不宜长时间使用，不用时应切断电源，雷雨天应拔下电源和天线插头，防止雷击。

(6)易燃易爆物品，如酒精、汽油、煤气瓶等不可放在炉具或电源插座附近。用电锅煮食物时，要防止水烧干起火。

(7)使用电热毯要注意检查,防过热、着火和触电,不宜彻夜开着电热毯,最好入睡前开一段时间,使被窝加热,入睡后即关闭。

216.保姆如何安全使用常用电器

(1)彩电使用:忌频繁开关,同时又忌长期不用;忌潮湿和灰尘;忌碰撞;忌骤热骤冷;忌强光照射;忌磁场干扰;忌亮度开得过大;忌接地线。

(2)电脑使用:避免经常启动电脑;周围环境清洁,忌灰尘飞扬;避免高温、曝晒和潮湿;防震动,电源电压稳定。

(3)吸尘器使用:使用前检查接口部位和吸尘管是否连接紧密,进风口和出风口是否通畅,如有异物堵塞,应关机清除;吸尘器持续工作时间不宜过长,每次使用以不超过一小时为宜;不宜用来吸潮湿物品和金属粉末,更忌吸入针头、刀片、泥土等杂物;用后及时倒掉过滤袋上吸附的灰尘,清洗晾干,定期更换;根据不同的场合选择合适的吸嘴。

(4)空调使用:经常清洗入风口过滤网,保持空调本身清洁;保持室内空气清新,每隔4小时通风换气一次;室内外温差不宜过大,一般以5℃左右为好,不宜超过10℃;室内经常打扫,保持清洁,如使用地毯,要每天吸尘,如遇潮湿天气,应启动抽湿系统,但时间不宜过长。

(5)电话机使用:电话铃声响后,不能在铃响时接电

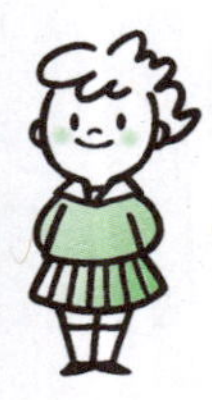

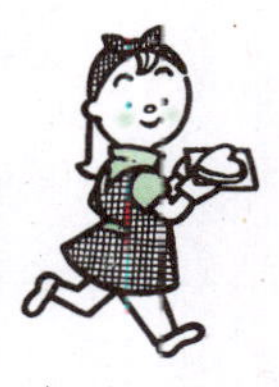

话，宜在响铃的间隔拿起听筒，以避免损坏电话机；如遇对方听不清楚，不宜使劲喊叫，宜放慢速度，吐字清楚，才能让对方听清；平时保持电话机清洁。

(6)电熨斗使用：根据衣服质地，选择合适的温度。一般棉织品较能耐高温，毛织品次之，化纤品不耐高温。注意防止高温损坏，可从同质的衣服中剪下一小块先试一下，认为合适再操作；熨烫中如暂时不用，应将熨斗竖起搁放，切勿平放在台子上，防止烧焦台子或擦伤熨斗底板上的镀层，更不能接触易燃物体，最好放在搁热台架上；熨烫结束，要及时拔下电源插头，待自然冷却后再妥善保存；忌用熨斗敲击物品。

217.保姆如何保证食品安全

(1)不买变质食物，食物新鲜食用，面包、糕点食品及时食用，未用完放冰箱存放，但不宜久置。

(2)认真做好墩板、厨刀、冰箱、食具的清洁工作，生熟分放。

(3)厨房具备防蝇、防鼠、防尘设施，做好灭鼠、灭蝇工作。

(4)勤洗手，如厕后、吃饭前、数完钞票后、烹饪之前、接触污物之后、接触生的食品之后必须洗手。

(5)肉类食物须烧透煮熟，凉拌菜洗净晾干并放少许醋。

(6)不购买非正规生产厂家生产的食品,不去非正规经营的地摊上购买,尤其是散装白酒、奶粉等食品。

(7)四季豆要煮透,发芽的马铃薯和新鲜的黄花菜有毒不能食用,防止引起食物中毒。

(陈雪萍,应利群)

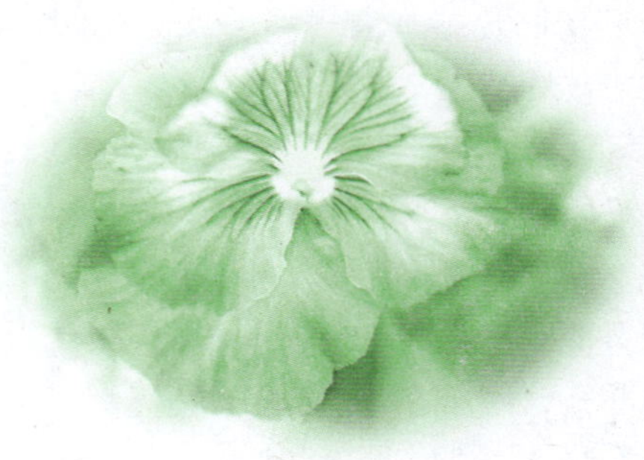

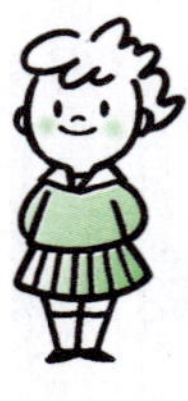

图书在版编目（CIP）数据

家庭护理小手册 / 陈雪萍主编．—杭州：浙江大学出版社，2005.4（2012.5 重印）
ISBN 978-7-308-03415-9

Ⅰ.家… Ⅱ.陈… Ⅲ.家庭－护理－手册 Ⅳ.R473.2－62

中国版本图书馆 CIP 数据核字（2005）第 028973 号

家庭护理小手册（第二版）
陈雪萍　主编

责任编辑　严少洁
封面、版式设计　刘依群
出版发行　浙江大学出版社
（杭州市天目山路 148 号　邮政编码 310007）
（网址：http://www.zjupress.com）
排　　版　杭州中大图文设计有限公司
印　　刷　浙江良渚印刷厂
开　　本　787mm×1092mm　1/32
印　　张　5.25
字　　数　95 千
版 印 次　2012 年 5 月第 2 版　2012 年 5 月第 3 次印刷
书　　号　ISBN 978-7-308-03415-9
定　　价　15.00 元

浙江大学出版社发行部邮购电话（0571）88925591